运动与健康

主 编 王卫明 敖英芳

北京大学医学出版社

YUNDONG YU JIANKANG

图书在版编目（CIP）数据

运动与健康 / 王卫明，敖英芳主编. —北京：北京大学医学出版社，2023.2（2025.2 重印）

ISBN 978-7-5659-2777-5

Ⅰ. ①运… Ⅱ. ①王… ②敖… Ⅲ. ①体育运动－关系－健康 Ⅳ. ① G806

中国版本图书馆 CIP 数据核字（2022）第 218746 号

运动与健康

主　　编：	王卫明　敖英芳
出版发行：	北京大学医学出版社
地　　址：	（100191）北京市海淀区学院路 38 号 北京大学医学部院内
电　　话：	发行部 010-82802230；图书邮购 010-82802495
网　　址：	http://www.pumpress.com.cn
E-mail：	booksale@bjmu.edu.cn
印　　刷：	北京瑞达方舟印务有限公司
经　　销：	新华书店
责任编辑：暴海燕　王　楠　　责任校对：靳新强　　责任印制：李　啸	
开　　本：	889 mm×1194 mm　1/32　　印张：5.75　　字数：88 千字
版　　次：	2023 年 2 月第 1 版　2025 年 2 月第 2 次印刷
书　　号：	ISBN 978-7-5659-2777-5
定　　价：	25.00 元

版权所有，违者必究

（凡属质量问题请与本社发行部联系退换）

编者名单

主　编　王卫明　敖英芳

编　者（按姓氏汉语拼音排序）

敖英芳　北京大学第三医院崇礼院区
曹文渊　大连大学附属新华医院
陈　建　大连大学附属新华医院
胡梦诗　大连大学附属新华医院
黄　轩　上海长海医院
李春辉　大连大学附属新华医院
李瑞欣　大连大学附属新华医院
刘　佳　大连大学附属新华医院
时志斌　西安交通大学第二附属医院
孙鲁宁　江苏省中医院
王　成　北京大学第三医院
王卫明　大连大学附属新华医院
魏志亨　大连大学附属新华医院
向先祥　大连大学附属新华医院
张　楠　大连大学附属新华医院
赵文娟　大连大学附属新华医院
郑佳鹏　中国人民解放军联勤保障
　　　　部队第九〇九医院
郑小飞　暨南大学附属第一医院
周敬滨　国家体育总局运动医学研究所

前　言

"要么读书，要么旅行，身体和心灵总有一个要在路上"这句出自电影《罗马假日》的台词告诉我们，一个有趣的生命可以通过阅读或者旅行去延续，要么去读万卷书，要么去行万里路。有趣的灵魂和强壮的体魄是所有人类一直孜孜以求的目标。我们在这里把运动和阅读结合，通过探索运动健康的六大线索（健康危机、运动的好处、科学运动、运动损伤、慢性病人群运动、特殊人群运动），激活人类天生运动家的潜力，开启身体内的宝藏，相信每个读者通过阅读本书都能找到自己需要的内容，让生命更精彩。

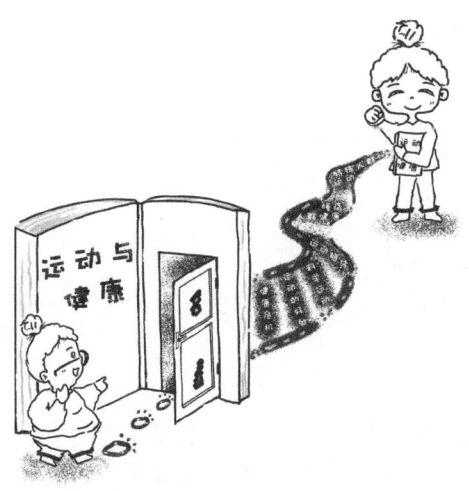

目 录

第一章 奔跑中进化	1
第二章 运动促进健康	**22**
一、提高免疫力	22
二、延缓衰老	25
三、调节情绪	28
四、促进减脂	30
五、改善睡眠	32
第三章 科学运动与合理营养	**36**
一、科学运动	36
二、合理营养	73
第四章 常见运动损伤	**90**
一、肩袖损伤	90
二、肩周炎	94
三、肌腱炎	99
四、颈部损伤	106
五、腰部损伤	112
六、半月板损伤	115
七、前交叉韧带损伤	119
八、踝关节损伤	122
九、跟腱损伤	126

第五章 慢性疾病患者运动指导 **129**

一、高血压　　　　　　　　130

二、糖尿病　　　　　　　　133

三、冠心病　　　　　　　　138

四、慢性阻塞性肺疾病　　　142

五、慢性肾脏病　　　　　　146

六、肥胖和高脂血症　　　　149

七、痛风　　　　　　　　　153

八、骨质疏松　　　　　　　156

第六章 特殊人群运动指导 **161**

一、老年人　　　　　　　　161

二、孕妇　　　　　　　　　164

三、产后妇女　　　　　　　166

四、青少年　　　　　　　　170

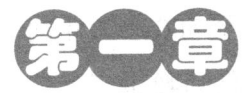

奔跑中进化

直立行走和双腿奔跑是人类区别于其他哺乳动物的重要特征。人类祖先从树上栖息的森林古猿,历经数百万年进化成智人,整个进化过程,其实是一场残酷的生存竞赛。

一般认为,人类进化分为以下几个阶段。

(1)南方古猿(南猿)阶段(距今500万至150万年前):一般认为南猿已进化出直立行走的能力。

(2)能人阶段(距今300万至150万年前):"能人"在拉丁语中的意思是"手巧之人",这一时期被认为是人类首次学会制造精致石器的时期。

(3)直立人阶段(距今200万至20万年前):直立人是比"能人"进步、但比"智人"原始的古人类。

(4)智人阶段(约20万年前至今)。

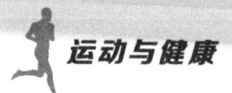

人类的祖先在距今1000万至500多万年前便已学会直立行走,而学会奔跑则晚很多。一般认为是在距今200万至300万年前,真正的人属人种出现之后,人类才学会奔跑。而在此之前,人类的祖先虽然可以直立行走,但一旦遇到危险,仍然要俯身依靠上肢才能奔跑。不过,最近有证据显示,人类"起跑"的时间或许并不那么晚。在能人之前的南猿或许已经具备了两腿奔跑的本领。

在人类进化的过程中,每一种新能力的获得都需具备一定的生理基础和身体构造的改善。例如,两腿奔跑的能力与跟腱(连接小腿肌肉和脚跟的结缔组织)的进化密切相关。

现代人的跟腱长度可以延伸到小腿长度的一半以上,当我们跑步时,跟腱拉伸并储存弹性势能,继而爆发释放,这样能够降低奔跑中的能量消耗。由此得知,跟腱在人类奔跑中发挥着非常重要的作用。所以,当我们判断人类的祖先有无两腿奔跑的能力时,只要考察其跟腱就可以了。

但遗憾的是,目前人类的跟腱化石很少能保留下来。而科学家们通过研究人类和其他11种灵长类动物的跟骨形状发现,跟骨后侧部分的体积与跟腱长度成正比。随后他们测量南猿的跟骨大小，发现其跟腱可能已经伸到小腿一半以上了，与现代人一样长。相比之下，无法两腿奔跑的黑猩猩其跟腱长度几乎无法延伸到脚踝。这说明南猿已经具备了适应两腿奔跑的生理特征。如此看来，人类学会跑步的时间至少可以追溯到390万年前。

智人一词来源于拉丁文，意为智慧者。智慧创造了人类的文明，而大脑的进化是人类智慧的生物学基础。我们再来回顾一下人脑进化的过程。

人类大脑的容量约为1400 ml，每天可以接收和处理大约34 GB（吉字节）的信息，并且能够同时处理多个问题。而这种强大信息处理能力的基础就是神经元，人脑中的神经元数量接近900亿。可以说，人的大脑是自然界中最复杂的神经系统。为了形成这样一个复杂的系统，大脑经历了整整6亿年的持续升级和进化。

距今6亿年前的远古生物，可以说其头脑简单，或者说根本就没有大脑结构，甚至连神经系统都不完整，只有简单的应激能力，在外界刺激下只能做出简单的进食、逃避反应，当然也没有任何存储记忆的能力。当周围环境开

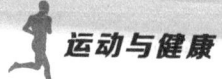

始变得复杂之后,这种只能接受简单信息的神经系统就完全无法适应其需求了。于是就有一些远古生物离开水域,登上陆地,进化成为陆生生物。为了生存,大量的神经细胞聚集在一起,形成脑干和小脑,形成满足最基本运动需求的"基础脑"。当时远古生物的脑容量比较小,例如约30吨重的雷龙其大脑只有网球大小。

经过漫长的演化,地球上出现了哺乳动物。这些哺乳动物拥有初级大脑,其由更多的皮质演化而来,这就是人类大脑的雏形。而且灵长类动物的出现让大脑产生了智能,如猩猩大脑皮质的神经元数量在90亿左右,从而使其运动能力和学习能力变得更加优秀,例如爬树、跳跃、摘果等。但当周围环境发生重大变化,赖以生存的森林越来越少,这些灵长类动物不得不下地觅食,因而逐渐开始直立行走,并向早期人类进化,此时早期人类脑皮质的神经元数量已达160亿,脑容量也越来越大。在390万至290万年前,人类祖先的脑容量突然开始增长,迅速从南方古猿的415 ml增长到1400 ml。

对比人类进化四个阶段的生理特征发现,能人、直立人、智人的骨骼结构几乎完全一样,都属于人属，它们的区别主要是脑容量不同，而南猿虽然也具有直立行走的生物特征，但其骨骼结构和外形却与人类有着天壤之别：它们的头部、颈部和肩部有更多的肌肉连接，并具有永久性高耸的肩部、更长的小臂、更短的腿以及非常不明显的踝骨。

通过以上对比，我们产生了一系列疑问：四个阶段的人类祖先都是直立行走的，为什么南猿和人类的骨骼会有如此大的差异？为什么约300万年漫长的南猿阶段，骨骼结构几乎没有改变？难道南猿和后来的人类祖先在运动能力上还有其他区别吗？

对于上述疑问，我们的答案是：南猿之所以像猿，是因为仅仅直立行走并不会使猿的骨骼结构和形态产生变化，但奔跑会使人猿分化。所以说，人的外形结构是人类祖先在奔跑中形成的。

对照人类进化的时间轴，我们也不难看出，人类祖先可能在大脑开始思考之前，已经发生了根本性的变化，那就是奔跑。

奔跑，是人类进化过程中不寻常的成果。传统观点一直将跑步看作人类直立行走的"副产品"，对于其在进化过程中所起的作用，过

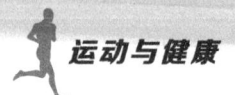

去一直被生物学界忽视。

现代科学家认为,是跑步成就了人类。

我们都想知道猿人是怎么进化出奔跑能力的,人类祖先在学会思考之前,是不是已经被逼着开始奔跑了呢?拥有超强大脑的现代人类和人类祖先之间,是否还有其他显著的不同?

很多人认为跑步是一件理所当然的事情,但人类学家却将其视为一项十分神奇的运动。人类是自然界中最优秀的长跑选手之一,拥有卓越的奔跑能力,而人类祖先奔跑能力的进化过程却令人匪夷所思。

直立行走的猿人历经 300 多万年的进化而成为现代人类,在此过程中大脑的进化、团队合作,甚至使用工具和语言,都与直立行走有关。我们理所当然地认为,直立行走成就了人类。但是,人类并不是天生的地球主宰者,相反,人类在漫长的进化过程中,大部分都是被猎杀的对象。大自然中充斥着各种各样的捕食者,在这样的情况下,为什么会有第一批人科动物能够直立行走呢?而极易被攻击的直立猿类又是如何在强敌环伺的环境中存活下来的呢?

东非大裂谷被称为"大地伤痕",是人类祖先的诞生地,也是人类栖息时间最长的地区,

第一章 奔跑中进化

人类祖先在这里繁衍进化的时间至少有1000万年。在非洲阿瓦什地区炎热的沙漠下埋藏着人类祖先的遗骸,在300万年前,这里是广袤的热带雨林,人类祖先居住在森林的树冠层,有效地避开了来自地面捕食者的威胁,就像人类的近亲黑猩猩一样,人类祖先的身体天生就适合在林间活动、跳跃。

地猿是生活在冰河时代之前的人类祖先,它们完美地适应了树栖生活,并且只能在森林地面上笨拙地走一小段路。然而,猿类生存的时代并没有持续太久,大约100万年后,冰河时代来临,非洲地区日渐干燥,东非大裂谷上森林逐渐消失,成为一片荒漠。这一人类祖先的分支就此终结:他们在野外遭到捕杀,几近灭绝,只有少数活了下来。为了生存,他们适应了直立行走的运动方式,并经历了漫长的进化:肩膀变窄、胳膊变短、手指和脚趾变形、腿变长。在自然选择下,这些猿类成为了那个时期最聪明的生物。美国自然历史博物馆展出了第一批地面行走者的模型,再现了大约350万年前坦桑尼亚利特里的场景,只有现代人类体形一半左右的地猿直立行走在布满火山泥灰的土地上。可以想象,他们生活的地方到处都

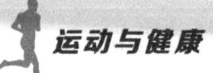

是剑齿虎、土狼或狮子的近亲,在空旷的地方,地猿根本没有生存的可能。而且从身形上看,他们也没有快速逃生、保护自己的能力。

身材矮小的两足猿在失去森林家园后,虽然很难看出它们有什么进化的优势,但为何能在空旷的野外生存下来?毕竟,人类的祖先自直立行走之后就变得非常脆弱。这从大量的化石证据中可以得到证实:他们经常被食肉动物猎杀,成为掠食者的猎物。

还有一个重要的问题是:大脑进化与直立人奔跑能力的发展有何关系?

现认为,二者的发展促进了狩猎和采集行为的发展。大脑的能量消耗很高,现代人类即使在安静状态下,大脑也要消耗人体20%的能量。狩猎和采集使人类祖先获得了更多的能量,从而也增加了大脑的容量。

大约在500万年前,人类祖先适应了直立行走,这种改变使活动更省力、效率更高,但缺点是缓慢。他们不能像四足动物那样跑得很快。

虽然如今顶级短跑选手的速度的确很快,但是人类的祖先并没有像大多数哺乳动物一样成为短跑高手,捕食者的速度能够达到其两倍之多。有关人类进化的经典理论是，人类祖先开始直立行走、狩猎后学会使用工具，智力逐渐取代蛮力。事实上，直到30万年前，才出现木棍末端带有石块的工具，因此当时人类祖先根本不具备自我保护甚至打猎的本领。但人类祖先之所以能够追捕和猎杀大型动物，靠的就是不断奔跑的本领。这恰恰是人类祖先奔跑的特殊之处。他们不以速度见长，而是靠耐力。

20世纪80年代，人类学家和卡拉哈里沙漠的狩猎采集者一起生活了一段时间，亲眼见证了一种狩猎方式，即耐力狩猎法。如果要使用耐力狩猎法，人类祖先就需要充分利用四足动物所不具备的两个重要优点。首先，人类在奔跑时更容易让动物达到飞驰的速度，例如一个中年人的奔跑速度，可以很容易地让一匹小马由小跑变成飞奔。其次，人类在奔跑时可以通过流汗来降温，但是动物只能通过喘气等其他方式散热。

人类祖先最重要的适应性改变就是体毛退化，进而使其成为杰出的体温调节师。人类是出汗最多的生物，其他灵长类动物没有这种体温调节方式，这在哺乳动物中十分罕见。遍布人体全身的汗腺足足有几百万个。四足动物通

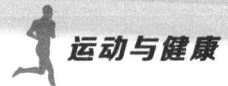

常靠喘息来降温，基本上靠舌头表面水分的蒸发。人类通过遍布全身的汗腺就可以降温，这一特性使人类在靠耐力狩猎时事半功倍。

而四足动物在飞奔时身体会发生倾斜，伴随着每一步的跨越，它们的内脏就会像活塞一样用力撞击横膈膜，因此无论是猎豹、斑马或是其他四足动物，在飞奔时都无法喘息。尽管它们的奔跑速度很快，但当其隐藏在灌木丛中试图冷却时，会被人类发现并不停追踪。如果人类能够在其体温降低之前追到它们，那么这些动物体温就会越来越高，通过耐力狩猎的方式，可追到其中暑倒下。

在地球上，某些地方的天气阴冷刺骨，完全是人类无法想象的，而耐力则关乎生死。生活在北极圈西伯利亚地区的牧人，每天都要面对吃饭、保暖等难题。那么从非洲进化而来的人类祖先，又是怎样适应这种极寒天气的呢？

这些游牧部落在与世隔绝的环境中，也能生存繁衍，而且他们的本领还不止于此。在他们眼里，驯鹿就是覆盖着温暖皮毛的高热量食物。夏末围捕季节，数以千计的驯鹿在苔原上游荡，放牧者能收获肉食和皮毛，食物唾手可得，但这种生活方式需要不断锻炼身体。

第一章 奔跑中进化

现代社会，我们依赖于各种各样的科技产品，很容易忘记人类祖先曾经为了觅食而马不停蹄地忙碌着。饥肠辘辘的大脑不断要求我们吃高热量的食物，如肉类和脂肪，这就是人类生存的真谛。在西伯利亚，驯鹿循草而行，追寻着蘑菇、青草和苔藓，而人类生存需要不停奔跑，追踪驯鹿的踪迹，避免它们回到原野，因此在这里就是一场与驯鹿的赛跑。

西伯利亚的牧人与耐力狩猎者不同，他们不必为追逐猎物而持续奔跑，但两者显然有许多共同点。

人类祖先历经数百万年的自然选择，身体能承受的压力无法想象，但很少有人会把自己逼到极限，但这些驯鹿牧人却是个例外。设想一下他们放牧驯鹿的劳动强度就不难看出，他们的生活与非洲的人类祖先十分相似。他们通过驯服动物获得食物，但关键是驯鹿不会一直待在一个地方，为了生存，这些牧人不得不拼命跟上驯鹿迁徙的步伐。

大约在200万年前，人类的祖先已经进化出各种超凡的能力，并形成了擅长长跑的解剖和生理特征。一些分支离开非洲的时间还比较短，尽管适应了北方的气候，但由于具有同样

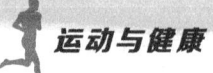

的基因，因而并未丧失这些能力，生物特征也未改变。即使是生活在北极的居民，他们也同样善于奔跑，人类祖先为食物奔走忙碌了200万年，而这一切，都是自然选择的结果。

事实上，人类在进化过程中，每一种新的能力都具备一定的生理基础，即身体构造的改善。人类许多身体特征也是跑步所必需的。我们先从足部说起，人类最重要的一个特点就是脚趾很短，虽然长脚趾不会影响走路，但在跑步时如果脚趾过长会很容易发生断裂。人类足部的另一大特点是足弓，也就是足内侧向上方凸起的部位，虽然在行走时不需要储存释放弹性势能，但跑步时足弓会像弹簧一样，17%的机械能在脚掌着地时产生并通过足弓储存、释放出来。跟腱同样是人体内的"弹簧"。现代人的跟腱很长，已达到小腿一半以上。人在跑步过程中，跟腱会将脚掌着地产生的35%的动能储存、释放，这个"弹簧"是完全被动的弹性储存装置，当脚掌着地时脚踝就开始往下移，这实际上是在拉伸这个"弹簧"，当再往前跨时，"弹簧"反弹，帮助人体重新腾空，就不需要再消耗能量了。这种身体结构在走路时是用不到的，这种改变只是为了适应跑步。

第一章 奔跑中进化

人类还有一个突出的体貌特征就是臀大肌，它是人体最大的肌肉，连接臀部和腿部。如果用手扶着臀部走路，会发现它基本上是不动的，但当跑起来时，躯干会自然地向前倾，这时臀大肌就会用力收缩，使躯干保持稳定。南方古猿的臀大肌比较小，但进化到人属时，臀大肌的上半部分就变大了，这是从动物进化而来的独特特征，并且对跑步很重要。我们的灵长类近亲都没有翘臀，如猩猩的臀部就非常小。

人属动物的另一个体貌特征是肩膀低平而松弛。颈后部的韧带为项韧带，它和肩部的肌肉直接相连。当奔跑时，头部会向前倾，手臂自然下垂，以保持头部的稳定。

所以，当我们跑步时，我们不用去想，甚至不用做什么，全身所有系统都会协同发挥作用，帮助维持身体稳固，这是自然发生的。

传统观点认为，直立行走和制造工具是人类进化过程中最原始的动力。但随着基因技术和化石断代技术的发展以及新的 DNA 和化石样本的不断发现，科学家们开始反思这一传统观点，美国犹他大学和哈佛大学的科学家们的最新观点认为，人类能够从猿类进化而来，是因为我们的远古祖先需要长距离奔跑，或许是

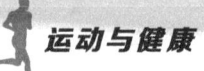

为了狩猎，又或许是为了食腐，在辽阔的非洲大草原上，正是这种奔跑，逐渐促成了我们人类现在的身体结构，因此使我们从猿类进化为人类的关键原因，并非直立行走。

耐力跑是人类的特殊天赋，人类的发源地——埃塞俄比亚位于非洲大陆的高原之上，这里孕育了许多杰出的田径选手。如今在埃塞俄比亚，跑步依然蔚然成风，到处可见跑者的身影。

1960年罗马奥运会上，阿比比·比基拉（Abebe Bikila）赤脚参加马拉松比赛，一战成名，成为首位夺得奥运会金牌的非洲黑人选手。埃塞俄比亚人由此发现自身实力足以在世界长跑赛场上横扫群雄。埃塞俄比亚人的体格各有不同，但都是不折不扣的长跑健将，而且据了解，埃塞俄比亚国内的几位奥运冠军都来自与世隔绝的小镇贝科吉，这里有些运动员在训练时鞋子都没有穿，只是随便用布裹一下。那究竟是什么原因让贝科吉盛产优秀跑步选手呢？也许是高原气候，也许是遗传优势。我们也看到另外一个事实，当地人的生活方式与人类祖先比较接近。初到非洲的人可能都注意到，包括运动员在内，很多人都是光脚跑步，他们的脚非常柔软灵活,是天生的跑步爱好者。他们既无滑囊炎,也无跟骨骨刺,与总是穿鞋的人形成鲜明对比,穿鞋的人双脚僵硬,对地面不太适应。其实,我们给双脚提供的是最恶劣的生存环境,在还没学会走路时,就穿上了鞋。有专家发现,很多优秀运动员由于长期穿跑鞋导致脚部脆弱,脱鞋后很难再用大脚趾做支撑,不少人认为可能是跟腱出了问题,实际上是蹞长屈肌腱粘连所致。

在生活中,有些人每次跑步膝关节都会疼痛,以为是自然现象,其实这与跑步方式有一定的关系。光脚跑步时是脚掌着地,而穿鞋跑步时是脚跟着地,与地面接触产生的撞击力会向下肢整体传导。穿鞋是为了保护我们的脚,但却破坏了脚上和腿上的天然"弹簧"。由此可以看出,贝科吉艰苦的训练条件反而成为其最大优势。

人与人并无不同,但不同的生存环境塑造了我们的身体,我们都曾经是荒野猎人,但在现代世界,我们是不是失去了以往的基因信息?我们曾经是大自然中最伟大的长跑运动员,可现在还是吗?

告别树栖生活后,人类的祖先通过奔跑、

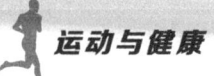

狩猎等方式提供大脑增长所需的能量。既然现代社会越来越崇尚脑力思考,那么现在的我们还能像人类祖先一样奔跑么?落基山脉每年都会举办一场超乎想象的传奇赛事——长达125 km的山地马拉松。尽管到目前为止没有人丧生,但只有1/3的选手能最后到达终点,那些最终通过赛事的人,就是现代社会上的狩猎跑者,这的确是不寻常的。这是一次人类极限的挑战,事实证明,我们的坚强超乎想象。

如果我们不知道人类的进化史,不知道人类的祖先曾经为采集而四处奔走、积极狩猎,那么我们自然不会想到,一旦停止运动,身体就会出现各种各样的健康问题。

现代生活不需要我们每天出去狩猎和采集,我们生活在充满活力的现代都市,然而在享受物质极大丰富的同时,也面临着不少严峻的挑战。

工业、农业乃至社会的进步与发展,一方面给我们的生活带来了极大满足,但也可能由此引发新的疾病与问题,甚至危及生命。纵观整个人类史,几乎每一次传染病的暴发,如天花、鼠疫,还有当前的新型冠状病毒感染,都发生在农耕革命以后。而现代生活方式的改变

第一章 奔跑中进化

也导致了各种慢性非传染性疾病的发生，如糖尿病、骨质疏松、心脏病等，也包括一些肿瘤，还有很多其他慢性病，如便秘等。同时，我们也承受着现代生活、工作和环境带来的精神压力，如焦虑和抑郁。

生老病死是我们每个人的必经之路，怎样在有限的人生旅途中活得更充实、更健康，才是开启人生的正确姿态。

我国最常见的慢性疾病为高血压、糖尿病、高脂血症（"三高"），几乎每10个人就有3个高血压、1个糖尿病、1个高脂血症。近年来，三高发病人群趋于年轻化，而肥胖的发病与三高几乎平行，我国每10个成年人就有5个人超重或肥胖。造成这样一个结果的主要原因是生活方式的改变，世界卫生组织的调查表明，慢性病发病原因60%取决于个人的生活方式，同时也与遗传、医疗条件、社会状况、气候等因素相关。

我们常说"年轻是本钱"，因而不顾一切，拼搏努力，为梦想奋勇向前；但也会以年轻为借口，透支健康，致使慢性病悄悄地侵袭着年轻人的身体。

现代社会的年轻人存在暴饮暴食、不吃早

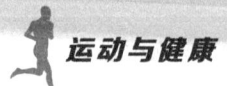

餐、蔬菜水果摄入过少等不健康的饮食习惯，再加上熬夜、加班、抽烟、酗酒等，使身体长时间处于高负荷状态；此外，长期不运动或长期过度不科学运动等也可能导致慢性疾病。这些不良习惯已成为现代年轻人的常态，由此导致慢性病发病年龄提前，呈现年轻化趋势，心脑血管病、脊柱疾病、内分泌疾病，甚至癌症都开始"瞄"上了年轻人。

此外，肥胖也是一种慢性病。肥胖者不仅生活不便、运动能力下降，更易发生代谢病、心脑血管病。许多研究显示，肥胖与十多种癌症的风险增加、预后不良和存活率降低有关。

我们的祖先很早就认识到了肥胖问题，中国最早的医学典籍之一《黄帝内经》中，直接描写肥胖的章节就有十余篇，如《素问·通评虚实论》中"肥而贵人，则高粱之疾也"说的就是肥胖与饮食习惯的相关性；《灵枢·阴阳十二五人》中"其肥而泽者，血气有余；肥而不泽者，气有余，血不足"表示肥胖的病机和气血相关。《黄帝内经》中对肥胖的相关病因、诊断和治疗等问题的阐述，与西医的阐述类似，可以说肥胖是人类健康的老对手之一。

秉承古代医学对肥胖的全面阐述，现代医

学还对肥胖的遗传学进行了深入研究,发现肥胖者白细胞抗原的多个位点抗原性比正常人高,从而加深了人们对肥胖的整体认知。

虽然现代医学水平不断进步,但随着现代社会的发展,人们吃着高热量食物,承受着快节奏生活带来的压力,肥胖问题也日趋严峻,并不断蔓延到我们的下一代。儿童肥胖症的发病率明显上升,在大中型城市尤为显著,在我国北方一些城市,儿童肥胖症的发病率已超过20%。

肥胖给儿童带来的危害绝不亚于成人。正如之前提到的对身体和智力发育的影响,会使孩子对外界的抵抗力下降,容易出现各种感染,特别是呼吸道感染。同时,肥胖还会给孩子的心理健康带来不良影响,造成学习能力下降,产生自卑、不自信、焦虑等心理。此外,儿童期的肥胖可一直持续到成年后。家长、学校和社会现在都已意识到儿童肥胖所带来的一系列问题,并开始采取各种各样的措施来减轻体重。

面对糖尿病、肥胖、心脏病等慢性非传染性疾病的挑战,现代医学的进步和医疗卫生事业的发展使人口死亡率大大降低,给许多疾病带来了有效的解决方案,人类的生命得以延续。

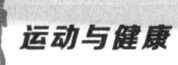

但如今人类的健康趋势却存在矛盾：虽然更多人获得了更长的生命，但慢性病带来的痛苦也更加漫长。流行病学专家一般用"病态延长"形容这一现象。目前对病态延长进行定量分析的指标是调整伤残寿命年，是以健康状况不佳和死亡造成的健康寿命损失的年数作为衡量疾病总负担的标准。最近10年的全球医疗数据显示，传染性疾病和营养相关疾病负担显著下降，而慢性非传染性疾病负担则有所上升。虽然人的生命有所延长，但慢性疾病带来的痛苦也同样存在。

随着老龄化社会的到来，老年人罹患各种疾病的几率不断增加，对健康的追求也较以往明显。除了医疗技术的飞速发展，作为人体健康重要支撑的体育运动也越来越受到重视。有专家指出，运动能治疗和预防40多种慢性病，包括糖尿病、心脏病、高血压、癌症等。

人的身体结构是为运动而设置的，若遗传而来的人体结构与现代生活不相适应则会导致疾病的发生。人类学家提出的"进化失配假说"认为，我们人类的每个个体都继承了成千上万种可能与周围环境条件相互作用的基因，这些基因大多经历了数百万代的自然选择，使我们的祖先能在特定环境条件下生存并繁衍后代。但是，由于现代社会环境变化日新月异，我们会表现出对环境、食物、气候等方面的不适应，进而产生疾病。例如，人体在数百万年内适应的饮食习惯是低糖、低盐、高纤维的，而现在，摄入高糖、高盐饮食后，患上糖尿病和心脏病就很好理解了。

自然的选择从来没有停止过，人类经过数百万年的进化，传承下来的基因依然适应着我们所营造的环境，虽然有失配的矛盾，但我们依然可以从运动、跑步、营养中找到答案！

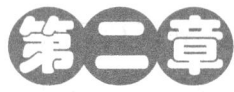

运动促进健康

一、提高免疫力

我们可以把人体内部想象成一片大海,体内细胞在海中自由徜徉,我们平时摄取的营养物质先进入大海,再被细胞利用;同时,细胞代谢产生的废物也会先排入大海,最终被排出体外。这片大海在生理学上称为内环境,即细胞外液。在日常生活中,我们之所以能够抵御各种细菌、病毒的入侵,完全得益于人体的免疫系统。

(一)免疫系统的组成

免疫系统一般分为三道防线,第一道防线是人体的皮肤和黏膜,它就像一座城池的城墙,与外界形成一道物理屏障。我们的皮肤由外向内分为表皮、真皮和皮下组织,每一层都发挥着屏障作用,这种生理特点也能够隔绝细菌和病毒的侵入。同时，人体的黏膜可分泌一些具有杀菌作用的黏液，帮我们一同抵御外界侵害。但当"敌人"非常强大或者皮肤及黏膜破损时，第一道防线就会被击破，进而需要第二道防线发挥作用。第二道防线即为人体的中性粒细胞、淋巴细胞、巨噬细胞等，它们就像城池的士兵，当敌人入侵时，我们的士兵会奋起抵抗。当然，在抵抗不利时就需要请求支援，需口服或静脉应用抗生素等。前两道防线是非特异性的，而第三道防线由免疫细胞和免疫器官共同组成，属于特异性免疫。简单来说，第二道防线中有些士兵（免疫细胞）具有记忆功能，它可以"记住"敌人的特点，使人体形成专门抵御这些敌人的士兵——抗体，这就是特异性免疫的原理。

（二）免疫系统的影响因素

免疫系统的功能受到很多因素的影响，主要包括以下四个方面。①营养：人体缺乏营养时，体内免疫细胞的数量减少、功能降低，各种疾病就会随之而来；②环境：当生存环境遭到一定程度的污染与破坏时，环境中的有害物质会对免疫细胞造成损伤；③生活方式：吸烟、酗酒等不良生活方式一方面会影响人体对营养物质的吸收，另一方面可造成人体免疫细胞数量下降；④压力：当承受一定的压力时，身体会产生应激反应，如果人体长时间处于应激状态，则会影响免疫细胞的正常生理功能。

对于提高机体免疫功能的方法，除了均衡饮食、摒弃不良生活习惯外，还需要适当运动。运动可以调节人体的免疫状态，长期反复运动锻炼可促进人体保持较高水平的免疫状态；运动还能增加人体白细胞、中性粒细胞及淋巴细胞等免疫细胞的数量；运动有助于缓解压力、放松身心，以免压力过大对人体造成损害。有研究表明，对于经常运动的中老年人群，其体内自然杀伤细胞（NK细胞）的数量明显高于平时不运动者，而NK细胞是机体重要的免疫细胞，具有抗肿瘤、抗感染、免疫调节等作用。

免疫能力与运动强度呈抛物线关系，在一定运动强度范围内，随着运动强度增加，免疫能力也会增加；但如果超过某个强度，免疫能力随着运动强度的增加呈现下降趋势（图2-1）。这是由于人体在进行各种生命活动时都需要消耗能量，如果活动强度较大，伴随的能量消耗也会较大；当能量消耗达到人体无法及时补充时，为了维持基本生命体征，人体会优先为重要的生命活动供能，如维持呼吸、心跳、体温等，这其实是人体的一种保护机制。此时，不仅是免疫系统，身体神经反射、身体感觉等都呈现下降趋势。因此，适量运动可以提高免疫能力，而超出自身能力的运动不但会降低免疫能力，还有可能引发各种损伤。可见，不运动不行，过度运动也不行，必须从自身实际情况出发，适当运动。

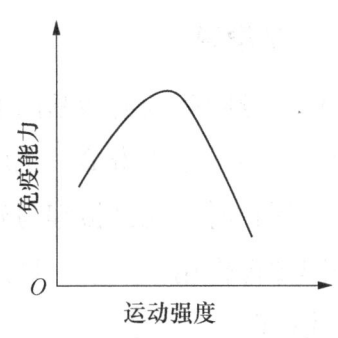

图 2-1 免疫能力与运动强度的关系

二、延缓衰老

（一）衰老的原因

衰老是指机体随着年龄的增长，身体结构和功能逐渐退化的一种自然的生物学现象。目前关于衰老的原因尚不完全清楚,人们通过不断探索,梳理出了以下两种学说。

1. 自由基学说

自由基是人体生命活动中各种反应的中间产物。在正常情况下,人体不断产生自由基,同时通过代谢不断将自由基排出体外,达到动态平衡。但随着年龄的增加,这种平衡无法维持,使自由基在体内堆积,过量的自由基会造成细胞损伤,进而导致人体功能减退。

2. 遗传程序学说

每个物种本身固有其遗传基因上的衰老程序,由此确定个体的平均寿命。也就是说,我们从出生时,死亡时间就已被编写好,到了一定时间,基因发挥作用,产生一系列退行性改变,最终导致死亡。

(二)衰老的生理表现

(1)呼吸系统:呼吸肌力量、肺泡弹性和肺活量逐步下降,导致肺无法与外界新鲜空气进行气体交换。

(2)循环系统:血管壁变厚,血管变硬、变脆和弹性减弱,进而使心脏负荷增加。这也是老年人易发生心血管疾病的原因。

（3）消化系统：胃肠组织退行性改变，胃肠肌肉收缩功能减弱，消化液分泌减少，导致肠道消化吸收功能减退。

（4）泌尿系统：膀胱功能减退，进而导致排尿控制问题，男性前列腺增生则会阻碍尿液排出，导致泌尿系统感染风险增加。

（5）神经系统：老年人由于神经萎缩或者神经细胞死亡，可导致记忆力减退、反应迟缓、感觉功能下降、容易疲乏等。

（6）肌肉骨骼系统：随着年龄的增加，人体肌肉细胞的体积会缩小、数量会减少，随之而来的就是身体灵活性和协调性减退；骨骼中无机物含量增加，有机物含量减少，导致骨骼的弹性和韧性均变差。

对于衰老，人类并非束手无策，可通过采取相应措施，推迟它的到来，减慢它的进展，降低它的危害。人们常说"生命在于运动"，运动就是一个既经济又安全的延缓衰老的方法。运动能够促进人体新陈代谢，促进体内自由基等代谢废物的清除，并提高机体抵抗自由基侵害的能力；运动可以促进衰老细胞的清除，增加未衰老细胞的占比；运动可以促进骨骼对于有机成分的积累，进而增加骨骼韧性；运动有助于保持肌肉细胞的体积与数量，保持身体的灵活性；运动可以改善人体的功能状态，从而延缓各个器官的衰老；运动会刺激大脑分泌内啡肽，它具有镇痛、调节呼吸和血压等生理功能，还可以使人产生欣快感，有助于缓解焦虑，放松身心。

三、调节情绪

情绪是对主观认知经验的通称，是人们对客观事物的态度体验以及相应的行为反应，也是人心理活动的重要表现，下面就来介绍情绪的产生原因及其对人体的影响。

人体的神经传导是以电信号的形式在神经纤维上传导，但神经元之间并非直接接触，中间存在间隙，在这个间隙处，神经传导并不是以电信号，而是以化学信号的方式传导。简言之，如果我们看到或听到某些信息，传达至大脑，大脑将以电信号的形式往下传导，传导至某一神经末端时，刺激神经末端产生某种化学物质，这种化学物质将作用于下一个神经元，产生电信号接着往下传，这就是神经元之间的传导。大家可不要小看这些化学物质，它们是人类情绪的本源。如果释放的是多巴胺，会让我们感到快乐，如果多巴胺分泌减少，就会产生消极和悲观情绪；如果释放的5-羟色胺减少，就会导致食欲减退、焦虑等。

不良情绪会给人体造成诸多不利影响。人在生气时，大脑的高级功能受抑制，判断力减弱，甚至可能造成意识错乱、行为失常；人在悲伤时，胃肠黏膜会发生变化，消化液分泌不足，导致消化不良；人在愤怒或怨恨时，胃肠黏膜充血水肿，胃酸大量分泌，可导致胃溃疡；当长时间处于悲伤或焦虑情绪时，会削弱大脑的调节能力，可能导致抑郁等；当情绪激动时，血管收缩，血压随之升高，进而导致心功能受损；长时间处于不满和压抑情绪，还可能导致肿瘤。尽管通过药物治疗可使上述问题有所缓解，但药物治疗存在副作用。相比之下，运动则是更加方便、安全且有效的方式。

运动可以促进内啡肽和血清素的分泌，内啡肽可以使人产生愉悦感，使身心得到有效放松，血清素可以改善食欲和睡眠；运动还可以转移注意力，使我们关注新的事物，从忧虑中抽身；运动时，人体会吸入更多氧气，可使大

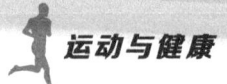

脑更加活跃；此外，运动时还能结交新朋友，大家相互支持鼓励，也有助于缓解负面情绪，并从中收获友谊与乐趣。

四、促进减脂

糖类、脂肪和蛋白质是人体的三大营养物质，是维持正常生命功能的保证。脂肪作为人体重要的供能物质，主要来源于食物。此外，糖类、脂肪和蛋白质在体内可以相互转化。我们平时吃的主食几乎都属于糖类，经过消化吸收可为人体供能。若人体不需要太多的能量，多余的糖就会被储存起来，若未能被及时消耗，人体则会将其转化为脂肪。体内脂肪堆积过多就会导致肥胖，堆积部位一般为皮下、内脏器官和血管壁。肥胖会导致心血管疾病的发生，还与多种癌症的发病率增加有关。

关于减脂，有些人单纯依靠节食的方式，虽然有一定效果，但会产生副作用。节食会扰乱人体胃肠功能，易导致消化性溃疡，而且中断节食后很容易反弹。此外，如果人体长时间处于饥饿状态，使新陈代谢紊乱，还会对身心健康造成影响。还有些人通过药物减脂，药物虽然可以抑制饥饿感,减少食物的正常吸收,增加脂肪的分解代谢,但同样具有较大副作用。长期服用减脂药物可导致营养不良、贫血和胃肠道功能紊乱,且停药后易反弹。

其实减脂的原理是让机体处在能量负平衡的状态,消耗的能量要大于摄入的能量。一般来说,运动强度越大、运动时间越长,所消耗的能量就越多,而且这种情况呈线性关系。那么人在运动时糖类和脂肪如何为人体提供能量呢?一般来说,在低强度或中等强度运动初始,机体主要消耗现有的糖,随着运动时间的增加,糖类和脂肪会一起为人体供能,若运动时间继续增加,脂肪供能的比例会慢慢增加。而那些强度大、时间短的运动,几乎都是糖在供能,脂肪一般不参与。另外,运动时人体会分泌大量肾上腺素和去甲肾上腺素,可提高脂蛋白脂肪酶的活性,以加速脂肪分解代谢;在适宜强度的运动后,通常会出现食欲下降、食物摄入量减少,从而减少能量摄入。除此之外,运动可以增加人体的基础代谢率。基础代谢率是指人体在清醒而安静的状态下,不受肌肉活动、环境温度、食物及精神紧张等影响时的能量代谢率。运动后机体会在一定时间内处于高代谢水平的状态,也就是说,经常运动的人,安静时的能量消耗要比平时不运动的人高。由此可见,唯有运动才是减脂的上乘法门。

五、改善睡眠

"一只羊、两只羊、三只羊……"您是否在深夜坠入"羊圈"无法抽身?您是否晚上睡不着,白天醒不了?您是否多梦易醒、暴躁易怒?如果您有这些问题,很显然,这是睡眠出了问题。

(一)失眠的原因

失眠主要是指从开始睡觉到完全入眠持续时间长、难度大,高质量睡眠状态持续时间短,睡眠中易惊醒,睡眠时间短,经常在预定时间前苏醒,且醒后再难以入睡等多种睡眠障碍的表现。失眠的原因有多种,如今社会竞争激烈,工作、生活压力大,人们日常精神高度集中、紧张,这些因素共同作用导致失眠的发病率逐年增高;而吸烟、酗酒等不良生活方式,声、光、热等物理因素刺激都会引起失眠;此外,身体内激素代谢紊乱也会导致失眠。关于失眠的病因，目前学术界较为认同的模型为3P假说，即易感因素（predisposing）、诱发因素（precipitating）和持续因素（perpetuating）。其中易感因素是指容易引起失眠的个体特质，如年龄、性别；诱发因素是指触发失眠的生活事件，如疾病、应激反应；维持因素是指个体为应对失眠所采用的不良策略或行为，如不良的睡眠习惯和观念。

（二）睡眠的误区

我们再来说说常见的睡眠误区。不少人平时喜欢熬夜，而在周末补觉。当然，适当补充睡眠确实有助于恢复精力，但如果经常如此反复，会打乱人体的生物钟，进而导致慢性失眠。人们在喝酒后会感觉疲倦并想睡觉，于是认为喝酒有助于睡眠。不可否认，喝酒对睡眠确实有一定作用，但是长期使用酒精助眠，会导致酒精依赖和成瘾，甚至会引发酒精所致的精神和行为问题，同时还会造成肝损伤，因此并不推荐饮酒助眠。如今很多人睡前都习惯玩手机、平板电脑等，但电子产品所发出的蓝光会使大脑兴奋，这就意味着身体需要更长的时间入睡，并且容易早醒。此外，长期在床上玩电子产品会削弱人对床与睡眠的潜意识关联,进而导致失眠。

(三)睡眠的好处

清代医家李渔曾提出:"养生之诀,当以睡眠居先。睡能还精,睡能养气,睡能健脾益胃,睡能健骨强筋。"可见古人早就认识到睡眠对健康的重要影响。睡眠可以消除疲劳,恢复体力。睡眠时机体的基础代谢率降低,人体对能量的需求大幅减少,此时正是机体补充能量的绝佳时机;睡眠时人体会产生更多的蛋白质,促进机体的自我修复;而且睡眠还可以美容,在睡眠过程中,皮肤毛细血管舒张,血液可以更好地循环,皮肤的分泌和清除作用都会增强,并促进皮肤再生,也就是所谓的"美容觉"。以上是睡眠的好处,而睡眠不足的危害则与之相反,由于身体得不到充分休息,不仅会使免疫力下降、记忆力减退、皮肤老化,而且会引发一系列疾病,如高血压、心脏病和糖尿病等。

那么如何才能改善睡眠质量呢?答案之一就是运动。运动可以抑制人体分泌造成紧张的激素,并促进内啡肽的分泌,内啡肽可以让我们感到快乐,并具有镇静作用,有助于缓解压力，减少梦中惊醒的次数，减轻失眠症状，使身心得到放松；中等程度以下的运动能促使人产生一定的疲劳感，从而缩短入睡时间，加深睡眠深度。同时，我们要科学地选择运动时间，睡前2小时内不建议做剧烈运动，否则会使人体处于兴奋状态，难以入睡。此外，我们应该养成良好的睡眠习惯，具体包括：尽量保持固定的入睡和起床时间，促使人体生物钟更加规律、有序；睡眠时维持脊柱正常生理弯曲（呈S形）；营造安静、清洁和舒适的睡眠环境；保持室内空气清新；睡前泡脚、喝适量热牛奶等。

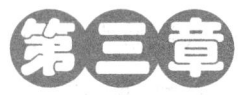

科学运动与合理营养

一、科学运动

随着全民健身国家战略的推进和健康中国战略的实施,更多民众参与到运动健身当中。笔者长期从事运动医疗保障工作,曾多次参与国际重大赛事(如奥运会、世锦赛、亚运会等)的医疗保障工作,对于运动中可能出现的问题也有着深刻的见解。运动是一门科学,盲目运动会造成一些不必要的损害,所以人们在运动前需要掌握一些基本知识,这样才能真正达到促进健康的目的。

(一)设定运动目标

在前文我们介绍了运动的好处,这些好处都是生活中切实存在的,如果能科学合理地运动,我们的生活质量会得到大幅提升。但是,应该如何科学运动并客观地评价运动的实际效果呢？这就需要全面且深入地了解目标、过程与效果之间的关系。

运动目标的设定要根据自身实际情况，它是整个科学运动的起点。在目标确定后，就可以选择运动的方式、强度和频率。过程很重要，是实现目标的唯一途径，过程的细节与投入直接决定运动的效果，如果在运动过程中细节把控得当，投入的精力和时间足够，那么运动的效果就会超出预期目标，反之则不然。

举个身边的案例：某位哺乳期5个多月的宝妈，身体出现了一系列症状，如肩痛、长期抱孩子引起双侧手腕关节腱鞘炎、后背疼痛、产后骨盆前倾、超重。她希望能够通过运动的方式来解决这些问题。运动确实可以改善上述不适，但需要投入一定的精力去完成制订的运动计划。然而她由于要照顾孩子，每天的运动时间不固定，可能是一个小时，也可能没有时间运动。这是很多人都会面临的现实问题，运动中想要完成的目标太多，但可以投入的时间和精力却有限，每个目标都想完美实现，最后效果却不尽如人意。这时我们需要对运动目标做出调整，既然无法投入很多精力去实现目标，那就把想要实现的目标按重要程度进行排序，然后逐一实现。按照这位宝妈的需求，可以把她的运动目标依次设定为：消除疼痛、改善功能、减重，应集中有限的精力依次逐个完成。同时，在实现目标的过程中，不能操之过急，例如这位宝妈在运动一段时间后，提问为何体重没有丝毫减少，其实这是由于还没有到减重的阶段，按照之前设定的目标，优先要解决身体的疼痛和功能问题。如果想清楚了解运动过程中所处的阶段，就需要定期对运动效果做出评价，发现运动过程中的问题并及时反馈，才能继续向目标的方向前进。

如果想要高质量地实现运动目标，就要精确把控运动过程。运动不是几个简单动作，而是一个完整的过程，按照顺序可分为运动前、运动中和运动后三个阶段。如果把运动比作开车，那么运动前阶段就好比开车前检查车况、预热发动机；运动中阶段就是把控车速和操作技巧；运动后阶段就是车辆保养和维修。三者相辅相成、缺一不可，如果想要在运动中有很好的表现，那么就不能忽略运动前和运动后的工作。几年前，笔者曾参与某运动团体的训练营活动，并负责给大家讲解一些运动小知识。

训练营中各参与者所涉及的项目比较广泛，有篮球、足球、乒乓球、健美操等，从事运动的时间大多超过两年，但大家都不是专业运动员。通过接触发现，他们都带有不同程度的伤病，有的甚至已经影响其运动生涯。通过逐一了解，发现其共同点是他们把所有精力都放在了运动中，却忽视了运动前的热身和运动后的恢复。有部分人甚至提出，运动前和运动后的工作都是专业运动员需要的，他们运动量小，运动强度也不大，这些工作不做也可以。但实际上，运动的伤病和疲劳的积累与其是否为专业运动员无关。还是拿车来做比喻，我们知道赛车需要保养，普通汽车也需要保养，二者的区别在于保养的次数和级别，赛车性能要求高，就需要频繁和细致地保养，普通汽车没有那么高的性能需求，但也需要定期保养。同理，人体也一样，只要参与运动就会有损耗和疲劳，运动前和运动后的内容就不能忽略。理解了其中的关系，就要将这三者相结合，科学地制订运动计划。

运动的目标不同，与之相适应的内容也不同，通过持续的时间和精力投入，才会出现积极的效果。所以，科学运动要有明确的目标、

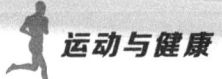

积极的投入过程、合理的效果评价,好的运动习惯更需要长年累月才能养成。

(二)运动前评估

随着全民健身运动的推进,民众对运动的热情逐渐提升,爱跑人士也迅速增多。近年来,各种"跑团"如雨后春笋,参与人员迅速增加。但所有人都适合跑步吗?有些人认为,跑步是人类与生俱来的本能,不需要学习,也没有限制。然而,不同个体在身体形态、心肺功能、基础力量、体重指数、身体状态等方面都存在一定的差距,并不是每个人的身体条件都适合跑步。下面就来看看哪些因素会影响运动能力以及如何评估我们自身的能力。

1. 身体形态

在观看体育比赛时,我们通常会发现,某些运动项目的运动员身体形态往往很相似,如排球和跳高需要瘦高的运动员;搏击和短跑需要体脂少、肌肉发达的运动员;而投掷类项目需要身材魁梧的力量型运动员。为什么会出现这种情况呢?究竟是人选择了运动项目,还是运动项目选择了人?其实,两者是相辅相成的，合适的身体形态能够在特定的项目中发挥优势，同样，运动项目也会淘汰一些不适合的人群。

随着研究的逐渐深入，身体形态的选择也被广泛应用到运动员选材中，更多运动项目的教练员在选材过程中会通过数据优中选优。例如臂展指标，正常人的臂展与自身身高几乎相同，在篮球项目选材时，如果其他条件相同，通常就会选择臂展大于身高的运动员，因为臂展大可以有效地增加自身防守面积和对手防守的难度；但如果是举重项目选材，同等条件下就会选择臂展小于身高的运动员，因为在举重时臂展越长，举起杠铃所做的功就越多，而臂展越短，就越容易完成动作。当然，并不是身体形态不理想者就一定不能参加某项运动，只是体形不适合者如果想成功，需要付出比常人更多的努力。例如，在生活中我们经常会看到一些身体形态不同的人，如 O 型腿、X 型腿、八字脚等，这些身体形态在运动过程中，运动的力线会发生变化，而不良的力线是造成运动损伤的重要因素。如果出现上述问题，形态差异较小者是可以正常运动的，但需要控制运动的量并观察运动后的反应。如果运动后关节出现不适或疼痛,则需要适当减少运动量,如果运动后感觉良好,那说明运动量比较合适。对于形态差异较大者,则需要进行专业的评估。若损伤风险很大,运动后面临的风险大于运动的益处,则需要合理调整运动方式,选择伤害更小的运动项目。如果一定要参加某个运动项目,但风险又很高,那么通过矫形器具及手术治疗等手段消除这些隐患也是一种可接受的方法。

2. 心肺功能

心肺功能是指人体心脏泵血和肺部吸入氧气的能力。在运动中,如果氧气无法流畅运输,运动能力就会受到极大影响。有研究表明,心肺功能可以通过运动来改善。我们经常看到相关报道,为了备战某大型比赛,国家队赴云南、青海等地进行高原集训。这些地区平均海拔在 2000～3000 m,氧气含量低于平原地区,而运动员可以很快耐受,通过周期运动训练来提升血液携氧能力。在回到平原比赛时,空气中氧气含量充足,血液可以携带更多的氧气,运动时身体的氧供应更充足,运动员的竞技状态就会有很大提升。这充分说明心肺功能在运动中的重要性。

对于普通运动者而言,并不是都有条件测试心肺功能,在这里为大家介绍一个简单易行的方法,可通过循序渐进的运动大致了解自身的心肺功能。例如,按照散步—快走—慢跑—快跑的运动模式来进行评价,如果在其中一项中出现胸闷、气短、呼吸困难等症状,那就能初步判断自身心肺功能水平。如果运动者散步和快走都很轻松,但在慢跑时明显出现呼吸困难,这就说明现阶段其心肺水平只适合慢跑以下的运动。值得注意的是,周期性的运动可以有效改善心肺功能,随着参与运动的年限变长,心肺功能也会不断优化。还有一点要格外重视,选择超出心肺功能的运动存在很大风险,例如在足球运动中,时常会出现运动猝死,为避免这种情况,就要给运动划定"高压线",而心肺功能水平就是不可逾越的高压线。

3. 体重指数

19世纪比利时数学家凯特勒从统计学的角度出发,提出了体重指数(body mass index,BMI),即体重(kg)除以身高(m)的平方所得的数值,BMI $<$ 18.5 kg/m^2 为低体重,

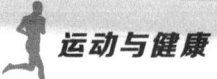
运动与健康

18.5～23.9 kg/m² 为正常，24～27.9 kg/m² 为超重，≥28 kg/m² 为肥胖。以身高 175 cm 的正常男性为例，他的标准体重范围是 56.66～73.19 kg，超过 85.75 kg 则属于肥胖。绝大多数超重或肥胖者都是脂肪过多，极少数是肌肉型超重，脂肪和肌肉对人体产生的影响不同，过多的脂肪会对运动者造成两方面的运动限制，一是内脏脂肪限制了运动能力，同时影响身体健康；二是皮下脂肪造成身体额外负重。就像部队战士进行负重越野，之所以训练后全身酸痛，是因为运动中负重过多，如果把 BMI 值比作负重，其数值越大，运动中负重就越大，所以在选择运动项目时，要以中低强度的运动为主，如果是初次运动者，强度还要再降低。还有少部分人 BMI 值高是由于肌肉重量超标所致，如健美运动员、投掷运动员等体重很大，BMI 值也很高，这种情况对有些运动能力有帮助，应该区别对待。

4. 力量水平

力量是一切运动的基础，没有力量就无法完成运动。力量大小也决定了完成运动的质量，随着力量水平的提高，人体完成运动的能力也在提高。美国篮球运动员勒布朗·詹姆斯已经在役19年，但很少会听到他伤病的消息，这归功于他异于常人的身体天赋，其中就包括强大的身体力量素质，这种素质保证了他在每次对抗中都处于优势地位，也保证了他能够始终保持超一流的竞技状态。力量水平一部分源于天赋，更多则是通过后天的运动训练来提升，我们关注的与运动能力相关的力量水平，不是单纯的绝对力量，而是和自身体重相匹配的相对力量。以膝关节力量为例，如果A某膝关节力量是140 N，体重是70 kg，B某膝关节力量是200 N，体重是150 kg，单纯从力量上比较，B某的力量远大于A某，但是如果结合自身体重，A某的膝关节力量能够达到体重的2倍，而B某只有体重的1.3倍，这样比较的话A某的运动力量大于B某。这就是很多顶级运动员要控制体重的原因，因为通过控制体重就能达到完美的相对力量水平，竞技状态也会更加突出。对于普通人而言，切忌盲目对比绝对力量大小，相对力量的水平才是我们需要的。

5. 身体状态

相信经常从事运动的人都有同感，在长

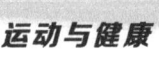

期运动的某一天突然感觉很累、不想动，或者是想动，但明显感觉身体不听指挥。这就是我们的身体状态，它并非一成不变，而是有一定的生理周期，其影响因素有很多，如疲劳、睡眠、疾病等。对于由生理原因导致的身体状态不佳，可以人为进行调整，人体的自我恢复能力非常强，日常活动、基础代谢以及肌肉运动等方面的消耗都可以自我恢复，当身体恢复到正常水平时，身体并无感觉；若身体还未恢复到正常水平，就会感觉状态不佳；而当某个阶段运动强度较为剧烈，这时会出现恢复到高于正常水平的生理状态，也就是我们常说的"超量恢复"。超量恢复在运动训练中被广泛应用，尤其是竞技运动，如何调整出最佳状态也是能否赢得比赛的关键。对于普通运动者而言，当身体状态不佳时，我们应该知道是身体还未恢复到正常水平，这时候在选择运动和强度时就要根据实际情况，切勿盲目地为实现某个运动目标而造成不必要的损伤。

通过以上几点可知，运动的选择不能人云亦云，看到别人跑步就盲目加入，这样存在很多风险，最好在运动前先清楚认识自己，了解自身的能力水平及可以参加的项目，这样运动才会安全有效。即使自身能力不足也不用担心，可以通过降低运动强度、更换运动项目、进行身体薄弱环节训练等一系列措施弥补自身不足，消除短板，这样才能达到更好的运动效果。

（三）运动的外部影响因素

运动前不仅要了解内因，还需要知道运动的外部影响因素。对于外部环境会给运动带来何种影响，该如何选择，应做何准备，都应了然于胸。

1. 运动装备

随着运动装备研发的进步，高端运动装备不仅需要较好的舒适性，还要能有效预防运动损伤的发生。例如，专业慢跑鞋具有很多实用的特点：①重量轻，长时间跑步无负担；②鞋形与脚贴合，减少运动鞋与脚的摩擦；③减震，缓冲身体与地面的撞击；④具备足弓支撑鞋垫，防止跑步过程中足弓塌陷。这些细节上的设计为很多跑步者提供了帮助，但对于举重或投掷运动者，上述特点就没有意义，因为后者追求的是地面的摩擦力和稳定的支撑力；对于篮球运动员，运动鞋还要具备防止踝关节扭伤的功能，所以要根据项目特点来选择运动装备，让装备成为运动者的帮手。但我们要知道，运动装备只是预防损伤的一个环节，并不一定能减少伤病。有个现象值得我们深思，尽管现代科学技术广泛运用于足球项目，运动防护装备也在不断更新，按照常理应该能够有效减少损伤率，但研究显示，运动损伤率反而增加了。有人分析是由于运动员受到运动装备的保护，而放松了神经调控意识，场下训练时忽略了应有功能的锻炼，也有人认为随着装备的升级，运动员的速度和变向能力进一步提升，导致了赛场上更加激烈的身体冲撞。笔者认为以上观点都有一定道理，预防损伤是一门综合学科，上述分析并不能完全解释损伤的原因。只有充分认识运动装备，才能更好地选择和应用。

2. 运动场地

运动场地也是选择运动项目和装备的一个主要依据，观察运动场地时要留意以下几个方面：照明与采光、通风、环境卫生、场地地面的材料与质量等。笔者曾参与一支中长跑队伍的医疗保障工作，发现队伍中的运动员每到冬季训练时就频发伤病，受伤部位主要集中在足部和膝关节，因为冬天和夏天训练内容无异，且训练后恢复到位，最初无法找到受伤原因，后来发现是场地的问题。这支队伍习惯公路跑（沥青路面），夏天路面温度较高，沥青吸热变软，缓冲力正好适合跑步，而冬天路面很硬，没有缓冲力，频繁地跑步冲击，导致运动员足部和膝关节频繁受伤。之后队伍更换了训练地点，选择在室内田径馆进行跑步训练，室内温度适宜，且塑胶地面具有良好的缓冲能力，一段时间后伤病问题也迎刃而解。

3. 天气和温度

大自然的力量是无穷的，极端高温或低温都会对人体造成重大影响，我们只能做好充分准备以应对极端天气。2021年，国内某地举办山地越野赛，参赛选手很多是专业跑者，但谁也没想到，在比赛开始后天气突变，大风、冰雹、冻雨接踵而至，温度骤然下降，很多选手由于没有准备足够的御寒衣物而导致失温，最终造成21人不幸遇难。失温的原因就是极端冷空气迅速带走了运动员的身体热量，导致人体

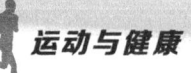

核心区域温度过低，体内供能系统来不及补给，轻者会出现不能控制的发抖，严重者意识模糊，甚至危及生命。室外运动受天气和温度的影响较大，而室内运动主要受温度影响，但个别项目还会受风向影响。在2014年仁川亚运会的羽毛球赛场上就出现了有争议的一幕，有教练质疑赛事方通过操控空调风向来影响比赛，东道主比赛时始终享受顺风的待遇，而对手则处于逆风环境。按照常理，室内空调模式在比赛时应该是恒定的，但在双方交换场地后本来顺风的场地却又变成了逆风，这种操作显然不正常。虽然普通运动者很难遇到这种情况，但是我们要知道，羽毛球逆风和顺风的运动消耗是不同的，需要做的准备和恢复也有所区别。

（四）心率与运动强度

心率是每分钟的心跳次数，是判断心脏是否正常工作的重要指标，心率越快，心脏负荷越大，即运动强度越大。基础心率是人体在安静状态下的心率，最大心率则是人体在运动时可以达到的最大心率。值得注意的是，不同年龄段人群的最大心率是有差异的，随着年龄的增长，可承受的最大心率逐渐下降。

运动强度是人体发力的大小及身体的紧张程度，一般分为低强度、中强度和高强度3种。判断运动强度的高低有很多参考因素，如心率、耗氧量、运动成绩、主观感觉等。对于初学者，可以用主观感觉来初步判断运动强度，高强度运动是指在运动中人体几乎发挥最大能力，各部位发力都接近最大值，运动过程中感觉非常困难且无法持续很长时间；低强度运动是指运动过程中比较舒适，各部位发力游刃有余，感觉不困难且可以持续很长时间；中强度运动介于两者之间，人体在运动中既感受到运动刺激，身体上又完全可以承受，运动时能自由交谈，可以持续运动但维持时间不会太长。通过主观感觉判断的方法简单易行，方便实用，缺点是缺少数据支撑，不够精确。随着运动层次的提升，需要更加精确的判断方法，而心率就是最佳的判断标准。研究表明，运动强度和心率呈正相关，即运动强度越大，心率就越快。可以通过简单的算式判断运动强度，每个人的心率波动都在基础心率和最大心率之间，其中最大心率＝220－年龄，心率在最大心率的85%以上为高强度运动；心率在最大心率的70%～85%为中强度运动；心率在最大心率的50%～70%为低强度运动。例如对于30岁的运动者，其运动强度分级如图3-1所示。

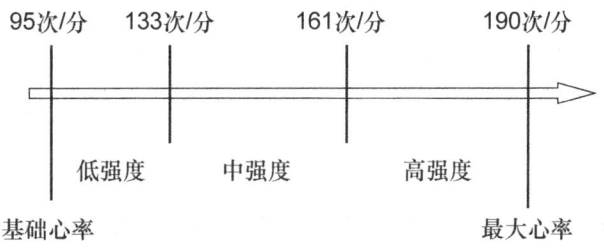

图3-1 根据心率对运动强度进行分级

按上述判断标准，可以根据心率精确地控制运动强度。心率的测定也非常简单，现在绝大多数的有氧运动器材都具备心率监测功能，另外运动手表也能实时监测运动心率，几乎涵盖所有运动项目。值得注意的是，上述心率换算公式是基于经验数据所得，现实中存在极少数超出公式范围者。笔者曾经在对20岁左右的耐力型运动员进行监测时发现，其运动中的最大心率一度达到210次/分以上，原因是这些运动员经过长期高强度训练，出现了运动性心脏肥大，这是一种良性改变，有利于提高心脏的泵血能力和增强有氧代谢的能力。另外，长期不运动人群，如果突然开始运动，心率范围也可能出现异常。

因此,运动者需要根据实际情况和运动目的来选择运动强度。高强度运动对人体刺激强,有时带来的效果也好,但风险较高,需要综合评估风险和收益,因此非专业运动者应慎重选择;中强度运动适合于一部分长期从事运动的人群,他们对运动比较了解,风险把控能力也不错,因此想追求更高目标者可以选择;低强度运动相对安全、有效,适合于早期运动人群,且这类人群仍处于身体磨合期,可在运动中边学习边掌握自身能力。

当然,运动者在选择低强度的运动后,随着运动时间和经验的累积,可以适当推进运动强度。笔者建议,在稳定的运动强度基础上,可略有小幅度推进。例如,对于跑步爱好者,刚开始可以每公里7分30秒的配速完成,运动一段时间后,可将配速设定为每公里7分15秒。这种推进方法安全有效,如果身边有运动教练指导,且有多种数据支撑,训练推进速度还可以快很多。

(五)有氧运动与无氧运动

有氧运动是我们耳熟能详的一种训练方式,

从字面上也好理解，就是以有氧代谢提供运动所需能量的运动方式。但可能很多人对其实际的运行原理知之甚少。如果想在运动中将其更好地运用，就需要做进一步了解，以便区分有氧运动和无氧运动。

人体运动时需要能量供应，就像汽车行驶时需要汽油或电能。看到这里大家很自然地想到，我们日常摄入的食物是否相当于汽油？答案是否定的。我们摄入的食物并不能直接为运动供能，它需要在体内分解成糖、脂肪和蛋白质，通过身体的三大供能系统合成ATP（腺苷三磷酸），然后才可以为身体提供能量，所以ATP才是能量的直接来源。而ATP不像汽油那样可以一次性加满，体内只能储存少量的ATP，大部分需要边运动边合成。

人体内有三种合成方式，即人体三大供能系统：磷酸原系统、糖酵解系统和有氧氧化系统。有氧运动和无氧运动的区别就在于这三种供能系统，其中涉及一系列复杂的化学反应，在此我们不做更细的阐述，只对各系统的特点进行对比。这三种供能系统中，磷酸原系统和糖酵解系统在运作时不需要氧气参与，属于无氧供能方式，其特点是供能快，持续时间短，磷酸原供能系统在供能 1～3 秒后迅速衰竭，糖酵解供能系统在 5 秒时达到供能顶峰，持续几秒后迅速衰竭。因此，在进行高强度快速运动（如冲刺跑、力量训练等无氧运动）时，机体需要大量且快速的能量供应，这两种供能方式可以满足身体所需的能量。有氧氧化系统则是在氧气的参与下持续为身体供能，但其供能效率没有前两种供能系统高。由于体内糖、脂肪、蛋白质都可以通过有氧氧化来供能，而这三种物质无论是食物摄取还是体内储存，含量都很大，因此有氧氧化能为身体提供源源不断的能量。在有氧氧化的过程中，还可以代谢磷酸原供能系统产生的乳酸，并激活体内的一些酶，因此有氧运动也常被用于运动后恢复的主要手段，常见的有氧运动包括游泳、慢跑、蹬车、散步等。

有些人为了方便理解和记忆，将有氧运动勉强归纳为运动时有氧气参与的运动，无氧运动即运动时无氧气参与的运动，但从原理上讲，这种说法很不全面。人体三种供能系统在运动时是协调配合的，没有供能的先后顺序，也就是说，所有运动都是二者共同参与的，只是高强度、时间短的运动以无氧供能为主，故称为无氧运动；中低强度、时间长的运动以有氧供能为主，称为有氧运动。还有一点值得注意，有氧运动和无氧运动并不是以项目来区分，而是以运动方式来区分。例如，蹬车属于有氧运动，因为大部分人是以中低强度并持续一段时间来进行，但奥运会项目中的自行车竞速赛则需要短距离爆发冲刺，这显然是无氧运动。

有些普通跑者认为百米冲刺是需要呼吸的，然而相信大家还记得，在 2008 年北京奥运会鸟巢体育场的百米赛道上，牙买加运动员博尔特以 9 秒 69 的成绩打破世界纪录并夺得冠军。慢镜头聚焦在他脸上时我们可以发现，比赛全程他的嘴都是闭上的，面部很放松，没有呼吸动作，这是因为在 100 米赛跑时以无氧供能为主。前面我们提到，无氧供能的时间大概是 8 秒，人类无法在 8 秒内完成百米冲刺，但博尔特的成绩与之相差不大，因此无氧供能完全可以满足他一口气跑完。但对于普通跑者，大多数人 100 米跑的时间大于 12 秒，这时若不呼吸根本无法跑完全程。

在了解有氧运动与无氧运动的区别与联系后，我们就可以按照实际需求来选择运动。值得注意的是，只有全面的运动才能更好地提升效果，单靠一种类型的运动很难达到理想效果，往往是无氧运动＋有氧运动的组合方式才能更快达到运动目标。

（六）运动要适度

运动可以给人体带来诸多好处，有些人甚至会出现运动成瘾。运动成瘾的表现是在长期单一的运动模式下，身体对运动产生了适应与依赖，如果突然中断运动，身体会出现较强烈的不适感，心理上也会焦虑不安，甚至内疚。运动者若出现这种情况，应做出适当调整，例如选择多种多样的运动方式，改变运动作息时间等，其目的是打乱习惯的运动节奏，让身体无法形成生物记忆。

另外，运动还会促进体内睾酮的分泌，不仅可以提升运动能力，还会间接激发运动者的好胜心。随着运动能力的提升，运动者会不断追求运动的成绩指标，跟周围人比较甚至参加比赛，这都是正常的生理现象，但应注意控制好运动量与运动强度。上文提到了安全合理的运动推进模式，虽然过程较慢，但相对安全，如有运动指导也可适当加快推进速度。若盲目推进，容易出现很多不确定的状况，如运动性

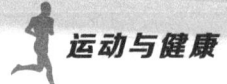

疲劳、过度训练、过度紧张、运动伤病等。

运动性疲劳在运动中较为常见，主要表现为人体生理功能和工作能力短暂性下降。1982年第五届国际运动生物化学会议将运动性疲劳定义为机体生理过程不能持续将其功能维持在一定水平上或不能维持预定的运动强度。这种情况只是暂时性，一段时间后可以自行恢复，属于人体的一种保护机制，使机体免于衰竭。如果不顾疲劳仍强行运动，会出现一系列负面效应，如肌力下降、头晕、心悸、注意力不集中，甚至呕吐等。如何判断是否出现运动性疲劳呢？生活中比较简易的方法是观察运动时的注意力、呼吸和出汗量，如果注意力不集中、呼吸较平常加快、出汗量也增加，表明已经出现了疲劳；也可通过测晨脉的方式来判断，即测试早晨醒来时的静息心率，如心率明显高于日常心率，也说明出现了疲劳。这两种方法简单易行，不需要测试装备，适合绝大多数运动者，其缺点是主观意识影响较大，精确度不够，如需进一步确定，也可以进行最大摄氧量和肌酸激酶检测。

过度紧张和过度训练也属于运动性疾病，是指运动量过大，机体对运动不适应，出现体内调节与平衡功能紊乱等，表现为尿液异常（运动性蛋白尿、运动性血尿）、心率异常、运动性贫血、肌肉持续酸痛或痉挛等，出现这些症状需要及时停止运动，并采取治疗。

值得庆幸的是，大部分运动性疾病都是在长期高强度、大运动量模式下出现的，在普通运动人群中发生率很低。然而随着运动量与强度的提升，上述症状及指标的出现也需要引起足够重视。例如某位资深跑者，经常参加各种马拉松赛事，每次都能成功完赛，荣誉和奖金的吸引促使他要求自己不断提升训练强度来取得更好的成绩，为此他通过收集专业运动员的训练计划，试图寻找提升运动成绩的秘诀。经过长时间研究，他认为增加跑量是提高成绩的关键，于是他调整了运动计划，从每周 70 km 的训练量逐步提升到 120 km。在此过程中，虽然他感到小腿不适，但仍一直坚持跑，2 周后其腿部出现刺痛，却依旧未停止训练，又坚持几天后出现剧痛，随即就医，行 X 线检查后，诊断为胫骨疲劳骨折。此次惨痛教训使其训练被迫长时间中断，甚至在他伤病痊愈后也很难恢复到原来的水平。其实在他增加跑量的初期，身体就已发出警示，而他并未做出合理调整，导致症状进一步恶化。从这个实例中可以认识到，运动量并不是检验效果好坏的标准，一味地追求拼搏最后并不一定能赢，运动质量才是关键，因此应尽量用更短的时间、更少的运动量达到想要的效果，适合自己才最重要。

（七）运动前热身

尽管我们都知道热身的目的是提升运动表现，预防伤病出现，但还是有很多人在实际运动时不知该如何做或是存在误区，使用错误的热身动作，导致热身效率低下，最终造成了不必要的伤害等。为避免这些情况出现，需要我们重新认识热身，从中寻找实用的方法。

1. 热身的意义

（1）激活肌肉：主要方法是动态拉伸和针对性小强度力量训练。动态拉伸是为了降低肌肉的黏滞性，使其伸展性和弹性达到最佳状态，预防在运动过程中因肌肉长度不够而引发运动损伤；针对性小强度力量训练则是根据运动项目不同，使目标肌肉能够更好地募集力量，同时血流增加也会带来更多的氧气供应，进而提升肌肉性能。

（2）提高神经兴奋性：根据运动项目可选择不同的专项动作来激发，如跑步项目中的加速跑、网球中的挥拍击球、篮球中的传切投篮等，目的是通过运动前的专项动作练习，增加神经兴奋性，唤醒习惯动作的神经控制传导，激发运动中枢间的相互协调。

（3）预热内脏系统：可通过中低强度有氧运动来实现，这一过程可有效提升身体温度，合适的身体温度能增强体内各种酶的活性。有氧运动期间，人体的心率增加、血流加快，肌肉和皮肤的血流量增多，可提前优化肌肉功能并开启散热系统，这样在运动中不会突然出现高强度下体温过高的情况。

（4）做好心理准备：良好的心理准备可以让运动者有更好的专注力、判断力，从而提升运动表现。很多人忽略了这一点，而不良的心理，如懈怠、紧张、恐惧等，都会影响运动表现，甚至造成运动损伤。很多人会通过听音乐提升专注力，同时隔绝周围紧张环境的干扰。另外，固定的热身程序也能帮助运动者快速进入熟悉环境，减少紧张情绪的产生。

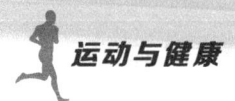

2. 热身的误区

受到习惯和传统观念的影响，普通运动者很容易陷入以下误区。

（1）热身不足：有些运动员在运动前虽然不做热身，但也从未受伤，这可能是因其运动水平低，每次训练都没有激发出自身的真实能力，总是在保留的状态下训练，自然不会出现伤病。然而我们常说，运动成绩的提升就是不断打破原有平衡，建立新平衡的过程。我们需要在运动中发现不足，并通过训练改善不足，这样才能使成绩有效提升，否则便会止步不前。

（2）没有针对性：很多运动者热身采用固有的传统动作，其中有些并非真正的热身动作，甚至会造成损伤，如屈膝旋转、踝关节旋转、振荡拉伸等。另外，千篇一律的热身动作无法满足不同运动项目的需求，有时对于同一项目不同的运动内容，也要有针对性地选择热身动作。例如，单纯跑步类项目的热身重点要放在下肢，而投掷类、羽毛球、篮球等项目还需要注重上肢热身，因此应针对运动内容进行适当调整。

（3）热身过量：热身时若能量消耗过多，

不仅不会提升运动表现,反而会影响自身的运动能力,因此能量控制也是取得好成绩的一个关键因素。我们经常看到,在奥运会百米赛跑的预赛和复赛中,某些顶级运动员在确保进入下一轮的情况下,最后20米左右会停止能量输出,随着惯性冲到终点,这就是节省能量的实际操作。所以在热身过程中,既要保证已达到热身目的,又要尽可能地节省自身能量。

2015年,在国家体育场(鸟巢)进行的北京田径世锦赛上,笔者有幸现场观看了百米决赛,由于比赛要提前1小时检录,运动员需在赛前2.5小时进入热身场,以保证充足的热身时间。笔者现将这些顶级选手们的热身活动总结如下,以供大家参考(表3-1)。

表3-1 运动前热身活动总结

目的	内容	时间	备注
心理准备	换装备、听歌、静坐,集中注意力,排除周围干扰	5～10分钟	避免采访、合影、观察对手热身情况等行为
预热运动系统	有氧活动预热,绕400米跑道走一圈、慢跑两圈	10～15分钟	逐步提高慢跑速度,心率保持在120次/分以内

续表

目的	内容	时间	备注
激活肌肉	动态拉伸,增加肌肉延展性,重点激活臀中肌、臀大肌和股二头肌	20～25分钟	针对性动作,固定流程,避免在紧张状态下遗忘动作
提高神经兴奋性	换上跑步钉鞋,2个60%强度加速跑,2个80%强度加速跑,2次起跑	20～25分钟	赛前体会技术动作,唤醒神经
针对性内容	物理治疗师进行赛前关键部位处理	20分钟	针对性被动激活

(八)运动中的呼吸

氧气是维持人体生命活动必不可少的物质,它影响着身体的基础代谢和运动时的能量代谢,很多指标都与氧气相关,如肺活量、肺通气量、最大摄氧量等。运动中吸入氧气的多少也直接决定运动的能力,足够的氧气摄入会让细胞有充足养料来产生能量;相反,氧气摄入不足则会限制能量的输出,影响身体的运动状态。人体呼吸动作是由多种与呼吸相关的肌肉协调配合完成的,如膈肌、肋间外肌、肋间内肌等,这些肌肉同样具有用进废退的特性,也就是说,与呼吸相关的肌肉可以通过运动来提升。相信很多初跑者都有过这样的感觉，在接触跑步的初期或是停训后恢复跑步的初期，随着跑步速度变化，有时会感到胸口部位不适，甚至微痛。大多数情况下，这是由于呼吸肌负荷较大，且各肌肉之间的配合紊乱，导致某块肌肉出现强烈反应，影响到正常呼吸。通常经过运动强度调整和一段时间的运动后，这些症状就能够完全消除，这就说明参与呼吸的肌肉得到了有效磨合与锻炼，能力有所提升。但这种适应和提升的过程比较缓慢，而且需要循序渐进、不间断地运动才能实现。因此，很多耐力型运动员在受伤后康复期内，为避免呼吸肌能力下降，在整个康复过程都需要增加呼吸肌的专门训练。

鼻是人体的呼吸器官，主要有两个功能：其一，呼吸时鼻腔内的鼻毛可以阻挡空气中的颗粒物，净化吸入的空气，过滤的过程会减缓空气进入体内的速度，而当运动强度增大时，这种吸气量可能很难满足身体需求；其二，空气经过鼻腔，能够适当提升吸入空气的温度，尤其是冬天，吸入的冷空气会造成肺部和腹部疼痛，而为应对冷空气的吸入，不同区域的人类也进化出不同形状的鼻子。欧洲人的鼻梁高

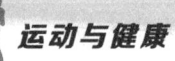

度和鼻子大小比亚洲人和非洲人高大，就是因为欧洲人的生存环境更加寒冷，需要更长的鼻道和更大的鼻腔容积来加热空气。嘴也可以用来呼吸，相对于鼻，嘴的呼吸量更大，但没有过滤和加热空气的功能。因此，有时用嘴急促呼吸会造成呼吸道感染及腹内冷空气刺激。了解这些知识后，就可以选择正确的呼吸方式：当运动强度较低时，身体对氧气的需求量不大，我们可以从容地用鼻呼吸，参与呼吸的只有胸部肌肉，也就是我们常说的胸式呼吸。随着运动强度逐渐增大，鼻子的呼吸量无法满足所需氧气量，因而可以通过鼻子吸气、嘴呼气的方式加快呼吸频率，安全地吸气和快速地呼气也可以提升氧气摄入量。当运动强度再次升高，身体不得不完全用嘴呼吸，这也增加了呼吸道感染和冷空气刺激的风险。但这种方式也有一定好处，当用嘴呼吸时，没有像鼻呼吸时的过滤阻力，既可增加通气量，又可节约能量消耗。另外，口腔内的潮湿环境增加了散热，优化了运动的功能。用嘴深度呼吸时，腹部肌肉也参与呼吸运动，称为腹式呼吸。较胸式呼吸而言，腹式呼吸参与的肌肉更多，吸入氧气量多也可以使肺活量达到最大。

运动时有些人会因"岔气"而阻碍运动，这种情况一般出现在运动初始，由于身体热身不足，而且所做运动又有一定的强度，身体运动肌肉未有效配合，只能通过急促的呼吸来为身体提供氧气，但过于急促的呼吸又造成呼吸肌负担过大，甚至痉挛。运动中如果遇到这种情况，首先要降低运动强度，减少对呼吸肌的刺激；其次要调整呼吸频率，改变呼吸节奏，把急促的呼吸变慢、变深，尝试采用鼻吸气、嘴呼气的呼吸方式；此外，可在运动间歇或运动后通过拉伸和呼吸肌训练来缓解岔气。

（九）灵活掌握极限运动量

运动虽好，也不能过量，这里的"量"就是指运动量。前文我们了解了运动强度，它和运动量共同守护着运动安全。运动量是指运动时身体所能承受的生理负荷，由运动强度、持续时间、运动项目特点等因素决定，其大小也可用时间、距离、重量等单位来衡量。例如，我国奥运举重冠军吕小军曾在节目中透露，为了能保持顶级竞技水平，其每周训练量会超过 10 000 kg，这里运动量就以重量为单位；有些人进行走步锻炼，每天走 10 000 步，这里

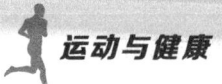

运动量则是通过步数来体现。可以看出,训练量是根据不同项目和目的来设定的。例如,在篮球项目中,如果想提升投篮水平,那么投篮次数就可以作为运动量的指标,如果想提升身体力量水平,那么力量训练的总重量就可以作为运动量的指标。不同的人参与运动的目的也不同,有些人运动目的是健身,那么运动量可以适中,主要以身体感觉作为参考标准,即运动后无各种不适,且不影响下一次的运动表现;有些人运动目的是竞技,那么适中的运动量就无法实现其目的,而是需要不断磨合与实践,甚至有时要挑战极限运动量,但贸然挑战既不安全,又不科学,故应建立在多方数据支撑的基础上。

当人体到达极限运动量时身体会有一些表现,如呼吸困难、心跳加速、头晕眼花、四肢无力等,这种情况要及时终止运动。出现以上症状还有另一种可能,就是身体到了"极点",出现极点的原因就是在运动中,人体内脏和肌肉出现供能上的失衡,导致呼吸困难、肌肉酸痛等一系列问题,但只要克服这种现象,突破极点,新的呼吸平衡建立后身体状态则会回升。例如,一位顶级马拉松运动员 A 取得过奥运会、亚运会等一系列大赛的好成绩，和她同时期还有一位优秀的运动员B，二人水平相当，但几场比赛中A都输给了B，某次采访时B说在跑到大概32 km时会出现极点，A抓住了这条关键信息并苦练后程的变速能力，在接下来的比赛中，跑到32 km时A突然提速，对手正处于极点下，再加上节奏的变化，瞬间就失去了比赛的意志，最终A战胜了竞争对手。通过这个故事可以发现，只有具备很强的意志品质，消除心理障碍，并经过专业的训练，才能更容易突破极点。

极点不是极限，出现极点后可通过各种方法积极应对，突破极点，迎来生理上的"第二次呼吸"；与之相反，如出现极限，则要谨慎对待，避免造成严重后果。

（十）运动产生的乳酸

相信大多数运动者都被运动后的肌肉酸痛所困扰，那种感觉没人会喜欢。早些年，人们一度认为造成肌肉酸痛的罪魁祸首就是乳酸，并想方设法将其消除，或是延缓其出现。但是近些年来又有观点认为，运动后酸痛并不是由乳酸堆积引起，而是高强度训练后组织损伤和

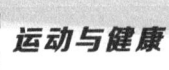

炎症。因为乳酸代谢在训练后2小时就已停止，而延迟性肌肉酸痛大多出现在运动后24小时。还有观点认为，运动后肌肉酸痛并非毫无益处，它能时刻提醒运动者身体已到达运动极限，需要休息和调整，至少从这方面讲，乳酸是保证运动安全的"高压线"。

上述诸多观点或许使人们迷茫，无法分清乳酸的好坏，但有两点可以确认：乳酸会带来不好的运动体验，还会影响运动计划。针对这两点，我们应采取一些措施以延缓乳酸的出现，并快速消除乳酸。为实现这一目标，就需要了解乳酸产生的机制，乳酸是肌细胞消耗大量能量过程中的代谢产物，通过有氧运动可将其代谢，也就是通常说的无氧产生乳酸，有氧消除乳酸。在清楚原理后，我们可以采取以下措施：①中高强度运动后不要立刻停止运动，应继续有氧运动5~10分钟；②消汗后进行冷水浴或者冰敷；③运动后休息可采取仰卧抬腿的姿势，利用重力加快血液回流速度；④专业运动员可以采取超低温疗法、淋巴按压等。

（十一）积极地放松与恢复再生

人体就像一台精密仪器，具有强大的功

能，运动后人体可以自我恢复。然而自我恢复需要时间，例如，高强度的力量训练至少需要48小时来恢复；在极限强度运动后甚至需要1周时间来恢复。但对于专业运动员，并不能慢慢等待身体恢复，因此各种放松恢复手段相继出现，其目的是缩短恢复时间，保证训练频率。

2008年之前，我们的运动体系主要参考苏联模式，训练后的恢复以手法按摩和踩腿等传统手段为主。随着2008年北京奥运会的成功举办，不同地区的运动理念相互碰撞，很多国外运动员训练后要进入冰桶冰敷、做拉伸等。为了解各种方式的优劣，笔者对比了高强度运动后拉伸和踩腿放松的疲劳值（CK值）。CK即肌酸激酶，是反映肌肉损伤程度和恢复情况的指标，恢复的目的是降低体内CK值。通过对比发现，拉伸的效果远远优于踩腿，甚至有时踩腿方式不当还会造成短期体内CK值提升，起到相反效果。

近些年来，泡沫滚轴和筋膜枪等放松方法相继出现，效果也很突出。但要注意，这些运动器材的一夜爆红，其背后有无数商家的宣传和推动，虽然有效果，但不能包治百病，还是要多种放松方式相互配合。可以按照放松方向来分类,筋膜枪、泡沫滚轴和踩腿属同一类型,是对肌肉的纵向施压,而拉伸是顺着肌肉方向放松。就放松方向而言,多角度的放松方式更加合理,因此应将拉伸与泡沫滚轴或筋膜枪配合使用。

近些年随着对运动科学化研究的深入,再生训练的概念被提出。研究者认为,运动后除了主动恢复外,机体组织更需要重建和再生。随着运动水平逐渐提升,机体组织也再一次打破原有平衡,建立新平衡。再生训练的加入,使机体更加安全有序地得到提升,不仅可以改善关节、肌肉、结缔组织长时间摩擦所积累的损伤,也可以消除因疲劳导致的组织内部代谢受阻,并排出运动后的代谢废物。

在2014年仁川亚运会上,我国男子标枪运动员赵庆刚以89.15 m打破了尘封25年的亚洲纪录,女子标枪运动员张莉以65.47 m打破了女子亚洲纪录。男女在同一项目上双双打破纪录实属少见,能够取得优异成绩,除了教练员的训练方法高效外,医疗保障工作也起到了很大作用。笔者此次对国家标枪队的医疗保障中使用的就是再生训练,它包括一系列方法,如有氧运动、动作模式训练、小关节力量加强、薄弱环节训练、营养补充、恢复设备的使用等。对于普通运动者而言,系统性的恢复再生难度较大,但应记住,可综合运用有氧运动、拉伸与泡沫滚轴等方式,使机体充分恢复,实现科学有效运动。

二、合理营养

(一)均衡饮食

《中国居民膳食指南(2022)》提出平衡膳食的8个准则,包括:食物多样,合理搭配;吃动平衡,健康体重;多吃蔬果、奶类、全谷、大豆;适量吃鱼、禽、蛋、瘦肉;少盐少油,控糖限酒;规律进餐,足量饮水;会烹会选,会看标签;公筷分餐,杜绝浪费。

《黄帝内经》中提出:"五谷为养,五果为助,五畜为益,五菜为充,气味合而服之,以补精益气。"几千年来,这些原则一直被当作中华民族膳食结构的指导思想,是我国传统饮食文化的基础,为保障全民族的体质健康、益寿延年发挥了十分重要的作用。

古人云:"民以食为天。"人体生存所需的

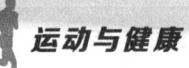

营养主要来自食物，没有食物就没有营养。任何生理阶段的人都离不开营养，而营养的核心就在于均衡。均衡的营养在维系生命和健康的过程中起着举足轻重的作用。吃得科学，吃得合理不但可以激发身体的自愈能力和修复能力，从而预防各种疾病的发生发展，还会让健康状态更持久。

众所周知，人体需要充足能量以满足每天的基础代谢、身体活动和食物热效应，运动时的能量供给更加不容忽视。正常情况下，能量主要由饮食中的糖类转化而来，运动时肌肉不断做功，会消耗体内的葡萄糖，随着运动时间的延长，糖类消耗殆尽，能量主要依靠脂肪供给，导致血液中游离脂肪酸明显增高，过量的脂肪酸会损害心肌，引发心律失常。对于空腹运动者，轻者可出现低血糖症状，重者甚至会导致猝死。

因此，成年人应根据年龄、性别、身高、体重、基础疾病等情况，选择不同的能量摄入。通常推荐每日能量摄入为 1600～2400 kcal，轻体力健康女性每日摄入 1800 kcal，轻体力健康男性每日摄入 2250 kcal。对于非运动专业人士来说，无须为运动额外增加过多的能量摄入。

根据《中国居民膳食指南（2022）》推荐，中国居民平衡膳食宝塔以平衡膳食为原则，体现了较为理想的食物构成，并提供了各类食物的建议摄入量（图 3-2）。

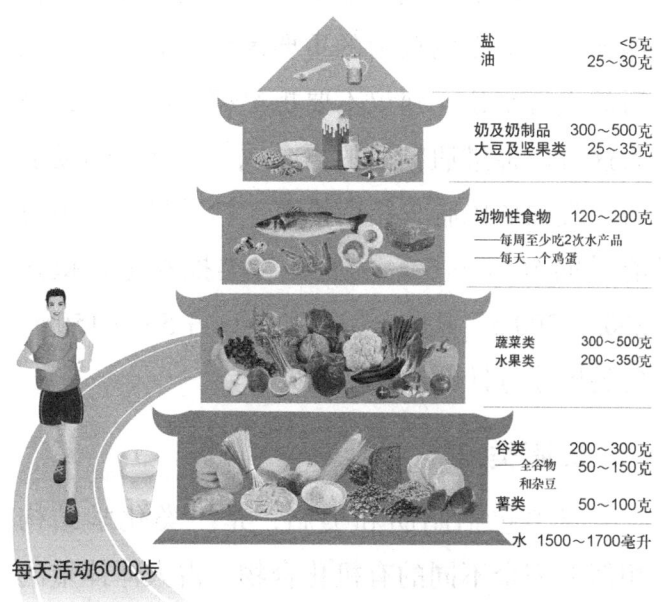

图 3-2　中国居民平衡膳食宝塔（2022）

1. 糖类

现在人们已将"抗糖、低碳"变成养生口号，主食则是能省就省，减肥人群对糖类的摄入更是斤斤计较。然而我们要清楚，葡萄糖是大脑活动的唯一能量来源，而绝大部分的葡萄糖由主食提供，长期供给不足会影响人的反应能力，间接增加多种慢性病的发病风险，甚至会影响人的寿命。因此，主食搭建了膳食宝塔的底座，是一切营养物质的基础。

在运动初期或高强度短时间的运动中，糖储备更是运动耐久力的重要因素，而对于运动后的人群来说，建议不要拒绝糖类的摄入，因为这可以促进肌糖原的再合成，并恢复运动能力。我国居民膳食指南推荐，糖类摄入量占总能量的50%～65%为宜，谷类推荐每日摄入200～300 g，其中全谷物和杂豆占50～150 g；薯类推荐每日摄入50～100 g。

2. 脂类

脂类包括脂肪和类脂，是一类化学结构相似或完全不同的有机化合物，占人体体重的10%～20%。脂类是膳食中重要的营养素，适量摄入对满足机体生理需要、维持人体健康有着重要作用。

现如今人人谈"脂"色变，无论是老龄人群、慢性病人群，还是减肥爱美人群，都在限制脂肪的摄入。然而在运动时，脂肪却是很好的供能物质，可提供的能量相当于糖的两倍多。

脂肪含量高的食物体积小、能量密度高、产能也大，特别适合在进行时间久且剧烈的运动前补充。但应注意不要过量，脂肪的摄入量占每日饮食总量的 20%～30% 为宜。

3. 蛋白质

蛋白质是一切生命的物质基础，是人体细胞、组织的重要组成成分。考虑到蛋白质进入人体后的消化率、利用率等因素，人体每日所需蛋白质的摄入量为每千克体重 1.0～1.2 g。例如，对于身高 175 cm 的健康成年男性，其理想体重为：身高－105＝70 kg，该男性每日蛋白质的需要量为：70×（1.0～1.2）＝70～84 g，常见的饮食搭配如图 3-3 所示。

如果人体长期蛋白质摄入不足，会导致营养不良和免疫力降低，肌肉也会逐渐流失，使运动能力减弱，运动性损伤的修复能力也会大打折扣，甚至引起运动性贫血。因此，对于平时摄入蛋白质不足而又酷爱运动的人群，可在专业人士指导下补充蛋白粉，还可以适量补充支链氨基酸，以运动前半小时低剂量补充为最佳。

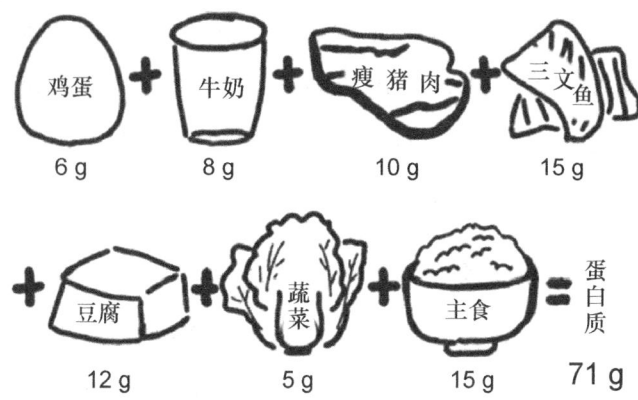

图 3-3 常见饮食搭配中的蛋白质含量

4. 维生素和矿物质

维生素是一类需求量很少的有机化合物，但它的作用是不容忽视的，大多数维生素与肌肉收缩和能量消耗的进程有关。维生素分为水溶性和脂溶性两种，绝大部分维生素人体不能合成，只能靠外源性物质供给。在日常饮食中，每天保证摄入 300～500 g 蔬菜，且绿叶蔬菜占一半以上，中等大小水果 1～2 个，动物性食物 120～200 g，全谷物 50～150 g，就能够满足人们所需的维生素。对于无法保证均衡营养且长期摄入不足的人群，则会出现维生素缺乏。此外，吸烟、饮酒等因素会阻碍维生素的吸收，一些基础疾病也会使维生素消耗增加。

矿物质是人体维持正常生理功能所必需的元素，如钙、磷、钠、钾、镁、铁、锌、铜、碘、硒等。由于人体在每日新陈代谢中可通过各种途径将矿物质排出体外，所以必须不断地从外源性食物和水中获取这些物质，以保证生命体正常运转。

对于运动量过大而饮食摄入不足的人群，需要额外补充维生素和矿物质，应补充配比合理的维生素和矿物质复合制剂。若发生某种特定维生素或矿物质缺乏，则应有针对性地单独补充。

5. 水

根据《中国居民膳食指南（2022）》的推荐，在温和气候条件下，低身体活动水平成年女性每日饮水量不低于 1500 ml，男性不低于 1700 ml（200 ml 相当于一次性纸杯 1 杯的量）；推荐喝白开水或淡茶水，不要用饮料或酒类等液体代替白水。在感觉口渴之前喝水是非常重要的，在白天建议每 2～3 小时喝水约 200 ml，尽量一次性喝完。

6. 膳食纤维

膳食纤维是一种不能被肠道吸收的糖类。

因此，它曾一度被认为是无营养的物质。随着营养等相关学科的不断发展，人们逐渐发现膳食纤维具有相当重要的生理作用。尤其是在膳食构成越来越精细的今天，膳食纤维与传统的六类营养素——糖类、脂类、蛋白质、维生素、矿物质和水并列，被称为人体的第七类营养素。根据新版膳食指南推荐，健康成人每日膳食纤维的摄入量为 25～30 g，且全谷物、薯类和蔬菜、水果要均衡摄入，不可互相替代；饮食中的膳食纤维应逐渐添加，防止突然大量添加而出现胃肠道不适应的症状。

总而言之，人们在日常饮食中，应平均每天保证摄入 12 种以上的食物，每周保证摄入 25 种以上的食物。合理搭配、丰富均衡的饮食摄入很有必要，食物摄入量一定要因人而异，每餐摄入七八分饱为最佳，这样既能保证营养摄入，又不会对身体造成负担。下面推荐两份食谱以供参考（图 3-4）。

（二）运动与营养

生命在于运动，运动需要科学，科学运动更离不开合理的营养。只有均衡饮食，才能使运动更加健康，达到事半功倍的效果。通常来

1700～1800 kcal 食谱推荐

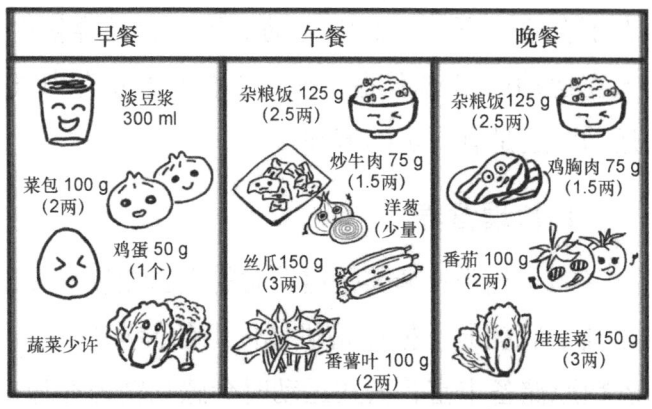

2100～2200 kcal 食谱推荐

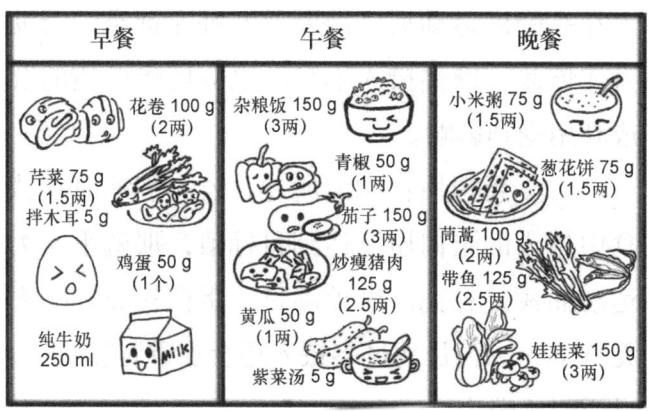

每日食用油摄入量 25～30 g；盐摄入量＜5 g，5～6 ml 酱油代替 1 g 盐

图 3-4 不同能量的食谱推荐

说,一般人群(专业运动员应由专家特殊指导)在运动时需要关注三类营养素的摄入,不吃或者不会吃,不但会影响运动效果,而且容易使人在运动中出现不适。所以"吃饱了才有力气运动"还是有一定的道理。

1. 合理营养

(1)糖类:糖类是运动时的重要能量来源,尤其是肌糖原(糖原是机体内糖的储存形式)。若糖原储备丰富,人在运动时会感觉精力充沛;若糖原耗尽,则会出现体力不支,并感到疲劳。人在高强度运动后,需要及时补充糖类,帮助身体恢复。糖类摄入不足,也会使蛋白质的合成利用受到影响。

(2)蛋白质:如前所述,若人们平时在饮食中摄入的蛋白质已达到目标值,那就不必为运动而额外补充。琳琅满目的蛋白粉或许让人无从下手,盲目地过多摄入还会加重肾脏负担,反而得不偿失。

(3)水:运动前、中、后都需要补水,若不及时补水,会出现体温上升、心跳加快,甚至肌肉抽搐等。此外,缺水还会影响减脂增肌的效果,毕竟肌肉是由水和蛋白质所组成。

2. 运动前、中、后的饮食安排

（1）运动前：运动前进食的目的是避免运动中出现饥饿或低血糖，同时可以保证运动的效果。若只是散步、遛狗，则完全没必要额外加餐；若要进行中高强度运动，应务必保证能量供给。如需进餐，建议至少在运动前30～40分钟进食，以便胃肠道有足够的消化时间。针对运动前不同时间，可参考以下食物搭配（图3-5）。

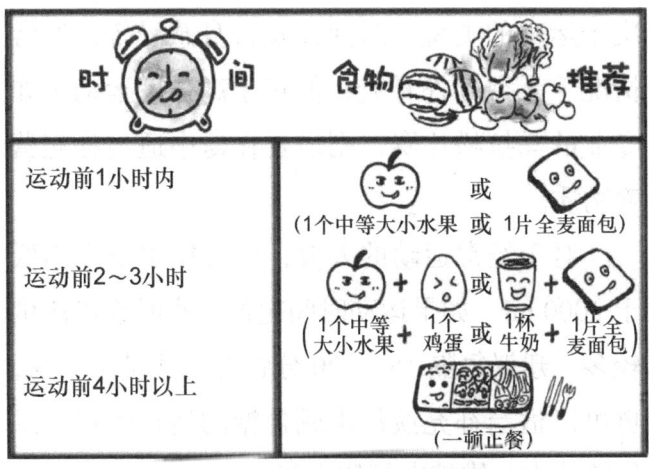

图3-5 运动前不同时间的食物推荐

1）运动前1小时：可以选择易消化的糖类食物，如1个中等大小的水果或1杯自制果蔬汁（无须加糖），也可以吃1片全麦面包。

2）运动前2～3小时：可以选择糖类+优质蛋白质，如1个中等大小的水果+1个鸡蛋，或是1杯牛奶+1片全麦面包。

3）运动前4小时以上：应补充一顿正餐，如1个拳头大小的杂粮饭+2个拳头大小的蔬菜+1个手掌大小的牛肉或鸡肉。

在运动前20～30分钟，应补充200～300 ml水；若运动强度较大，也可以选择200 ml左右的运动饮料。

（2）运动中：运动过程中是否补充食物取决于运动的类型、时间以及自身感受等，通常情况下无须额外补充，但对于高强度运动，如专业的马拉松比赛，则需要在途中适当补充营养物质。

对于经常运动的人群，每日饮水量应不低于2000 ml。如果运动时间超过1小时或出汗量较多，建议每隔15～20分钟补充适量温开水，也可以适当补充淡盐水或含糖的运动饮料，以保持体力，维持电解质平衡。

（3）运动后：在完成中等强度以上运动后30～40分钟，建议进行食物加餐，糖类和蛋白质按3∶1的比例补充效果更佳。如果运动后并无饥饿感或未出现低血糖，且能在2小时内进行正餐,也可忽略加餐。

运动后需及时补水,补液总量大于失水量即可。应注意少量多次、缓慢补充,切忌一次性大量补水,尤其是冰水。运动后的补水类型以温开水最好,也可根据自身情况,适当补充淡盐水和运动饮料等。

(三)常见误区

1. 喝哪种水,您选对了吗?

水是人体的重要组成部分,占体重的60%~70%。在人体内,水可作为溶剂、润滑剂、缓冲剂、冷却剂,但最基础的作用是运输,将营养物质输送到身体各组织,再将代谢产物再分配,最后通过肾形成尿液排出体外。

很多人认为水中所含营养元素越多越好,因而过度依赖各种所谓"功能水",如碱性水、富硒水、离子水、苏打水等,然而这是很大的误区。有些人希望通过喝水改变酸性体质,让身体更健康,然而体液的酸碱度与机体调节机制相关,单纯通过饮水并不能改变自身体质。还有人希望通过饮用富硒水达到抗癌目的,但实际上很多常见食物中都含有硒,通过日常饮食基本可以满足身体所需。水最本质的作用就是输送营养,而非补充营养,适量白开水足以保证身体健康。

2. 茶叶越新鲜越有营养吗?喝茶越浓越有效吗?

茶叶中富含多种有益物质,如茶多酚、茶多糖、生物碱等,还有多种维生素和矿物质,可起到抗氧化、防辐射、提神醒脑、促进消化等作用,长期饮茶有益身体健康。

通常来说,食物越新鲜,其营养越丰富,但茶叶却并非如此。新茶是指采摘下来不足1个月的茶叶,其中含有的多酚、醇类等物质需要一段时间进行氧化。新茶中这些物质未经氧化或氧化不足,长期饮用会刺激胃黏膜,容易诱发胃病,可能会导致胃肠道反应,所以喝茶不必求新鲜。

虽然茶对健康有多种益处,但喝浓茶则适得其反。喝茶过量或过浓会使人心率加快、心律不齐;睡前饮用会使大脑皮质兴奋,引起失眠;喝茶还会导致尿频、尿钙流失,甚至造成骨质疏松;此外由于浓茶对胃黏膜刺激过大,可能诱发胃溃疡等疾病。所以喝茶需适量,并且建议选择淡茶。

3. 餐后多久可以运动？

餐后开始运动的时间由运动强度决定，如果只是散步，那么餐后半小时就可以，中低强度运动则以餐后 1 小时左右开始为宜。因为过早运动，食物还停留在胃内，容易导致消化不良，甚至出现胃肠道梗阻等。对于本身存在消化不良的人群，饭后开始运动的时间应延迟至餐后 1.5～2 小时。如果进行高强度运动，一般建议在餐后 2～3 小时开始为宜。

4. 运动损伤后要多喝骨头汤吗？

很多人认为营养都在汤里，并且有弃肉喝汤的习惯，这其实是个误区。汤里含有的主要是水、脂肪、嘌呤和少量蛋白质，为使味道鲜美，还会添加各种调料，尤其是盐。对于合并高脂血症、高尿酸血症、高血压或糖尿病等代谢综合征人群，大量喝汤并不利于健康，反而会浪费很多营养物质。同理，喝骨头汤补钙的说法更是毫无根据。骨头中的钙多以羟基磷灰石的形式存在，并且不溶于水，所以若想补钙，应选择奶制品、豆类、海鲜等钙含量丰富的食物。

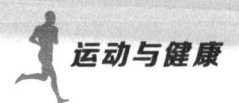

5. 您真的会喝牛奶吗？

有些人喝牛奶会出现腹痛、腹胀、腹泻等，这是由于体内乳糖酶缺乏或活性低下，导致无法分解乳糖而产生一系列胃肠道症状，这被称为乳糖不耐受。这类人群就只能放弃牛奶吗？答案是否定的。首先可以少量多次喝温牛奶，同时吃一些面包或零食，减少乳糖在肠道内堆积；其次可以用酸奶代替牛奶，或者选择无乳糖的牛奶或奶制品。

关于牛奶的喝法，有些人从正规厂家购买牛奶后会再次加热消毒，实际上高温久煮会使牛奶中的蛋白质由溶胶状态变成凝胶状态，使乳糖出现焦化现象，还会使牛奶中的钙形成磷酸钙沉淀，导致营养价值降低。牛奶的最佳饮用温度是接近体温，如果非要喝热牛奶，建议加热到 60 ～ 70℃为宜，以保留更多的营养成分，这样既不刺激肠胃，也有利于吸收。

6. 运动人群多吃海参可以健身增肌吗？

作为"海八珍"之一的海参，一直被人们赋予很高的期望值。但从营养角度来看，它只是一种高蛋白、低脂肪、低胆固醇的食物。蛋白质分为完全蛋白质、半完全蛋白质和不完全蛋白质，而海参中的蛋白质属于不完全蛋白质，其氨基酸配比不理想，吸收率差强人意。因此海参并无过多神奇功效，切记不要过分追捧。

7. 单靠补钙能防止运动时骨骼损伤吗？

很多人坚信只要补钙就可以防止骨骼损伤，但绝大多数人不知道，真正有助于预防运动损伤、骨折的营养素不是钙，而是蛋白质。人体肌肉主要由蛋白质组成，如果肌肉量充足，肌肉力量强，其摔倒损伤的几率就会大大降低。所以补钙固然重要，补足蛋白质更是关键。

常见运动损伤

运动可以给我们带来很多好处,但应注意适量,一旦运动过量,会对身体造成损伤,反而得不偿失,选择适合自己的运动才是最好的。本章就跟大家聊聊常见的运动损伤。

一、肩袖损伤

提起肩部疼痛,大多数人首先想到的就是肩周炎。其实不然,肩袖损伤才是肩部疼痛的头号"元凶"。有研究表明,在所有引起肩部疼痛的原因中,肩袖损伤的占比位列第一。在五六十岁的患者中,肩袖损伤的比例高达40%~50%。

肩关节由骨性结构即肩胛骨和肱骨近端以及包绕在周围的软组织构成,而肩袖就是包绕在肱骨头周围的软组织,由四组肌肉的腱性部分组成,因其解剖形态像袖口而得名。肩关节是人体活动度最大、最灵活的关节，而肩袖在肩关节正常生理活动中发挥着重要作用，主要是启动肩关节各个方向的活动，在肩关节活动时维持稳定（图4-1）。

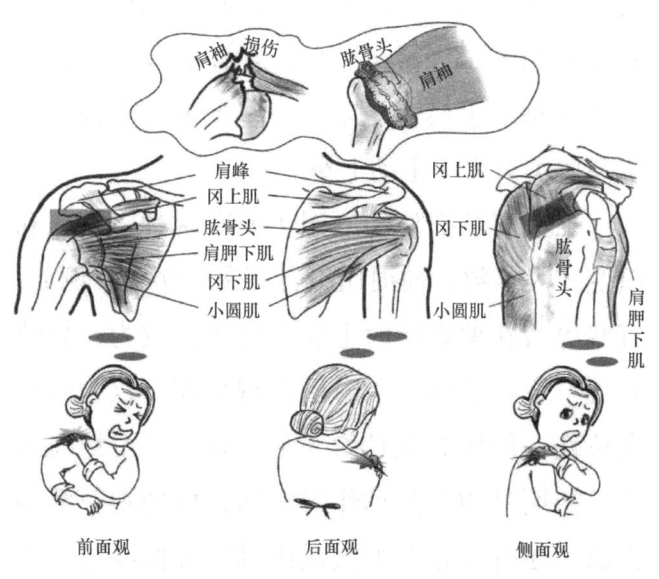

图4-1　肩袖的结构及肩袖损伤

肩袖损伤后主要表现为两个症状：其一是肩关节疼痛，疼痛可持续存在，大多数患者主诉疼痛通常位于肩关节外侧，随着病情的进展，可出现整个肩关节疼痛，甚至有些患者会出现颈部、肘部疼痛。疼痛是一种主观感受，疼痛程度和持续时间往往因人而异，且人们对疼痛的耐受度也各有不同。大多数患者的疼痛症状通常出现在肩关节大幅度活动后,尤其是过顶运动,如羽毛球、排球等。经休息后可减轻,但夜间疼痛明显,进而严重影响睡眠。其二是主动活动受限,表现为当患者主动活动肩关节时,发现因无力而使肩关节活动受到限制,有些动作做不了、做不到位,往往表现为患侧肩关节抬举、手摸背受限,一些严重病例甚至会出现肩关节无法主动上举。

导致肩袖损伤的原因主要有两种:创伤和退变。大多数肩袖损伤患者存在外伤史。例如,有些患者在擦玻璃时上肢猛然抬高发力,导致肩关节牵拉受伤,当时已出现疼痛,以为是肌肉拉伤,但休养数月后并未好转,甚至疼痛加重,初期是做某个动作时疼痛,后期则一活动就痛。还有些患者无法说出具体外伤经过,而是在没有明显诱因的情况下出现肩部疼痛,并逐渐加重,进而影响生活,这不禁使人茫然,下面让我们探寻其真正的原因。

肩袖位于肩峰的下方,包裹肱骨头。当上肢过顶活动时,肩袖在肱骨头和肩峰之间反复遭受挤压,随着年龄的增长,肩袖开始出现磨损和老化。已经老化和磨损的肩袖组织相对比较脆弱,当受到外伤或用力过猛时,就可能导致其撕裂。由此可见，大多数肩袖损伤的原因是退变和创伤因素共同作用的结果。笔者临床观察发现，常规的休养对肩袖完全撕裂用处不大，因为即使在休息时保持上肢下垂，肩袖肌腱依然处于紧绷状态，造成其难以愈合，也就始终无法消除疼痛。

对于肩袖损伤患者，建议尽快到运动医学专科就诊，同时应避免引起肩关节疼痛的动作。切记不要将肩膀疼痛认定为肩周炎而忍痛进行功能锻炼，期待自我恢复，这样往往会雪上加霜，导致肩袖撕裂进一步加重，疼痛也会越来越重，使肩袖部分撕裂逐渐变为大撕裂，错失保守治疗机会。

肩袖损伤的治疗原则很简单，就是缓解肩关节疼痛、恢复肩关节功能。治疗方式分为保守治疗和手术治疗。

1. 保守治疗

建议前往运动医学专科就诊，接受专业医师、康复师的指导，进行规范的锻炼动作。切记不可盲目锻炼，临床上经常有患者因错误锻炼导致肩袖由小撕裂变为大撕裂，最终不得不接受手术治疗。

2. 手术治疗

目前大部分肩袖撕裂都可通过关节镜微创手术完成，通常在肩关节周围做 3～5 个 8 mm 小切口，在关节镜直视下将撕裂部分缝合修复。该手术目前已成为治疗肩袖损伤的常规手术，它创伤小、风险小且恢复快，已得到绝大多数临床医师的推荐和广大患者的认可。手术治疗患者一般只需住院 1 周左右，出院后按照康复方案在家或到门诊康复中心进行康复训练，一般术后 3 个月即可恢复日常生活。

二、肩周炎

大多数人都有过这样的经历，无缘无故出现肩部疼痛，自认为是患上了肩周炎，并且认为通过忍痛锻炼就能够自愈，然而却缺乏对肩关节疼痛根本病因的认知。上文提到，肩部疼痛的最常见原因是肩袖损伤，所以多数被诊断为肩周炎的肩部疼痛其实是"假肩周炎"。导致肩部疼痛的病因可能包含十余种疾病，其中最常与肩周炎相混淆的疾病有肩袖损伤、肩峰下撞击综合征、肩关节盂唇损伤和肱二头肌长头肌腱炎等。

真正的肩周炎也称为肩关节周围炎、冻结肩，是指无明确原因导致肩关节主动和被动活动度明显降低的一种疾病。肩关节功能的发挥建立在解剖结构的基础上，肩关节骨性结构由肱骨头和肩胛骨关节盂组成，肱骨头相对于关节盂较大，可以想象成高尔夫球和球座的关系，这样的结构可以使肱骨头达到最大活动度。然而，活动度大就有关节脱位的风险，这就需要周围软组织的附着以保持关节稳定。关节内层的软组织是包围肱骨头和关节盂的肩关节囊，肩关节囊相对松弛，且在腋窝部形成袋状皱襞，这样在肱骨头向上、外展时可不受关节囊的限制，上述解剖特点也使肩关节成为全身活动范围最大的关节。

肩周炎的病因目前尚未明确，可能与免疫力改变有关。肩周炎俗称为五十肩，多见于50岁左右人群，女性发病率略高于男性，且好发于糖尿病、甲状腺疾病和心肺疾病患者。患者肩关节囊常会出现炎性增生改变，使肩关节囊皱缩、增厚和纤维化，导致患者在疼痛的同时出现活动受限。需要强调的是，肩周炎患者表现为主动及被动活动均受限。在这一点上，肩袖损伤与肩周炎存在明显区别。肩袖损伤患者大多表现为主动活动受限，在他人助力下活动肩关节时，活动范围可明显改善，甚至接近正常；而肩周炎患者不仅肩关节主动活动受限，而且在他人助力下仍无法改善（图4-2）。

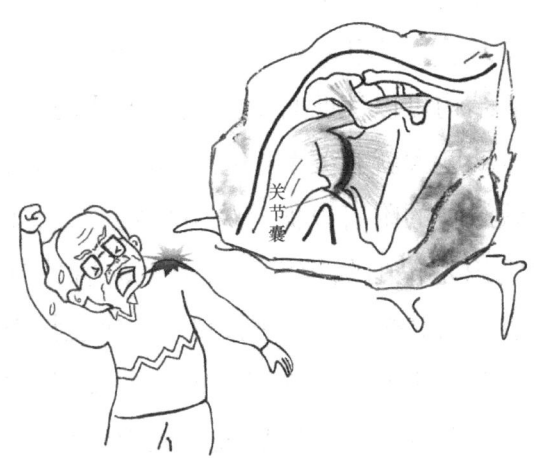

图4-2 肩周炎

肩周炎是一种自限性疾病，大多数患者无须治疗也可自行缓解，通常整个疾病过程需要1～3年，并且对患者而言极其痛苦。在这个过程中，肩周炎通常可分为3个典型临床病程：①疼痛期，一般持续6～9个月，最开始会出现肩关节外旋活动度下降且疼痛，肩关节外旋的常见动作是扩胸运动，患者出现肩关节疼痛后，可表现为休息时就有疼痛且活动后明显加重,患者不得不减少活动,使活动受限进一步发展;②增生期,也称冰冻期,通常持续3～12个月,此阶段肩关节活动度进行性丧失,而随着活动度的丧失,疼痛开始缓解,休息时肩关节疼痛明显减轻;③缓解期,也称解冻期,此阶段肩关节活动度开始恢复,同时往往合并疼痛,患者可能出现肩关节痉挛性疼痛,通常可逐渐缓解,但过程很慢,且存在恢复停滞不前的平台期,当患者熬过此阶段后,肩周炎则不治而愈。目前对肩周炎的治疗分为保守治疗和手术治疗。

1. 保守治疗

常见方法包括中医药治疗(口服中药、敷贴疗法、针灸、推拿和拔罐等)、口服或外用抗炎镇痛药、局部抗炎药物注射、物理治疗、康复训练等。中医理论博大精深,许多中医药治疗能够改善肩部血液循环、缓解肩关节囊的炎性反应,从而缓解肩部疼痛不适并改善肩关节活动受限。这里需要强调,由于个人体质存在差异,对治疗的反应也有所不同,因此不应与其他人相互比较,也不用盲从于对其他人有效的治疗方案。肩周炎的保守治疗方式有很多种，只需要找到令自己舒适的治疗方式。常听到有肩周炎患者说，一些人采用某种治疗效果很好，自己用却并无改善，更有甚者感觉治疗后症状加重。实际上如果患者治疗一段时间后感觉无效或症状更重，则说明该治疗不适合自己，可以更换和尝试其他治疗方式。但需要指出的是，在保守治疗中，功能锻炼的重要性毋庸置疑。对于患者来说，肩关节活动度丧失是难以忍受的，会给日常生活造成极大不便。因此建议患者向运动医学专业或康复专业医师寻求指导和帮助，学习功能锻炼的方法。切莫相信各种"偏方"，有时不适宜的功能锻炼往往适得其反，不仅症状无法缓解，还有加重的可能。

2. 手术治疗

有些肩周炎患者疼痛与活动受限相对明显，严重影响日常生活。漫长的自愈过程使患者极为痛苦、绝望，甚至最终造成肩关节活动度永久丧失。对于这些患者，可采取关节镜微创手术治疗，通过几个 8 mm 切口即可完成手术。术后患者疼痛明显缓解，其最直观感受就是睡眠显著改善。大多数患者在术后第 2 天，肩关节活动度即可大幅改善，术后1个月活动度就可以恢复到正常活动的90%，基本能够满足日常生活。目前该手术已成为常规手术，住院时间不超过1周，术后一般无须他人护理，按照术后康复方案进行康复锻炼即可。

三、肌腱炎

网球肘、高尔夫球肘、腱鞘炎、网球腿、跟腱炎……这些都属于肌腱炎。肌腱是连接骨与肌肉的组织，肉眼观察为白色发亮纤维。肌腱的作用是将肌肉产生的收缩力传导至骨骼，从而使骨骼活动。肌腱具有强大的抗牵拉能力，有一定弹性。肌腱炎是骨科、运动医学科、康复科、老年医学科的常见病和多发病，通常表现为肌腱与骨骼连接处疼痛、压痛，主要原因是由于大量重复的肌腱过度牵拉，肌腱与骨骼连接处过度使用造成慢性炎症。另外，随着机体不断衰老，肌腱也会发生退行性变，所能承受的牵拉力量及活动强度逐渐下降，如果强行承受，就会导致肌腱损伤。

提到肌腱炎，就必须先说说网球肘和高尔夫球肘（图4-3），二者有很多相似之处。

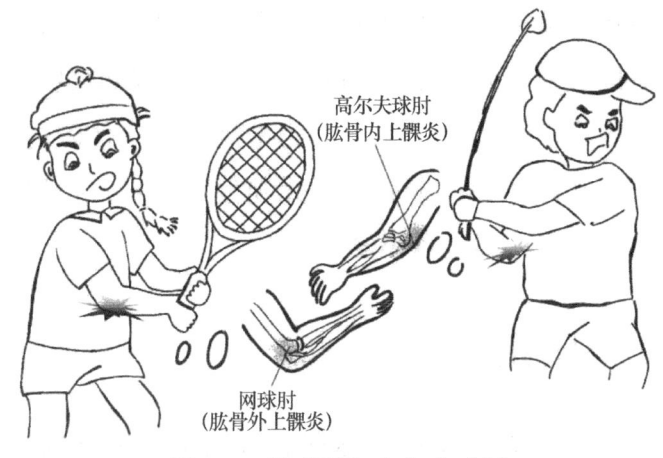

图4-3 网球肘和高尔夫球肘

网球肘也称肱骨外上髁炎，因最初有学者发现很多草地网球运动员的肘关节时常出现疼痛，且多位于肘关节外侧，与网球运动密切相关，故将其命名为网球肘。经过学者多年研究发现，网球肘是肱骨外上髁处肌腱出现细微损伤而导致的病变，并非常规炎症反应。根据其病因可分为运动型和劳动型。运动型主要与运动相关，包括肱骨外上髁遭受直接暴力导致损伤，大量、过度的上肢前臂伸肌运动，如网球中的反手运动会产生突然伸腕、伸肘发力的动作，伸腕的肌腱附着在肘关节周围，这样就会引起肘关节周围肌腱的微细损伤，产生疼痛，在挥拍类运动（如羽毛球、网球和乒乓球）中反手击球会使症状加重。劳动型网球肘与反复、过度的伸指、伸腕、伸肘动作造成肌腱损伤相关，常见于长期从事繁重、大量、单一劳动的人群，如纺织工人、刺绣工人、木匠、电脑程序员等。只要是伸腕或抬手腕的动作，就会使前臂伸肌用力，大量、单一的前臂伸肌运动使肘关节附近的肌腱止点产生慢性劳损和疼痛，因而造成网球肘。大多数网球肘患者为隐匿发病，通常无外伤病史，而是某天突然出现肘关节外侧疼痛，可为钝痛及固定区域压痛，伸腕、伸肘动作可诱发疼痛，经休息后可缓解。随着疾病发展，最终休息后也无法缓解，当抬手腕、用力握拳、拎重物，甚至拧毛巾时都会产生疼痛。

高尔夫球肘也称肱骨内上髁炎，其表现为肘关节内侧疼痛。与网球肘类似，高尔夫球肘是肱骨内上髁处的肌腱损伤病变，也非常规炎症反应。想象一下，打高尔夫球时主要是上臂屈曲用力，高尔夫球肘的发病即与屈腕、屈肘动作相关。根据病因，高尔夫球肘也分为运动型和劳动型。运动型常见于挥拍或挥杆类运动，如网球、羽毛球、乒乓球和高尔夫球等，大量、过度的屈腕、屈肘动作使上肢前臂屈肌肌腱在肘关节结合处产生微细损伤，若不采取适当休息和治疗，就会在肘关节内侧产生长期持续的疼痛，造成高尔夫球肘。劳动型则与反复、过度的屈腕、屈肘动作造成的肘关节内侧肌腱损伤相关，可见于木工、修理工、手工业者等从事大量、重复、繁重劳动的人群。高尔夫球肘同样起病隐匿，常表现为肘关节内侧酸胀，固定区域压痛，腕、肘关节屈曲发力可诱发疼痛。随着疾病的发展，手指抓握、前臂扭转动作都会加剧肘关节内侧疼痛，后期症状加重还会影响神经，造成整个前臂发散性疼痛，出现腕关节屈曲无力感，持物困难，小指、环指产生间歇性麻木感。

针对这两种疾病的治疗，目前总体上分为非手术治疗和手术治疗。但需要强调的是，肌腱炎往往是因肌腱反复、大量、过度活动后损伤所致，若想缓解疼痛，就要避免引起疼痛的动作和运动，切不可一边治疗，一边仍进行以往的动作和运动。

非手术治疗包括口服止痛药、外用膏药、理疗、肌肉锻炼等。需要秉持的原则就是循序渐进、因人而异。无论是药物治疗、理疗还是锻炼，都需要根据症状进行治疗。肌腱炎大多与日常活动相关，属于难治性疾病，持续时间相对较长，若经过某种治疗后症状不但没有减轻，反而自觉身体不适，则需立即更改治疗方式。另外由于个体差异，对别人有用的治疗方式不一定对自己有效，应寻找适合自己的治疗方式。

封闭治疗也属于非手术治疗，它是将药物直接注射至疼痛部位，一般立即起效，能够迅速缓解疼痛。所用药物主要包括激素类和麻醉药，其中麻醉药可使疼痛即刻缓解，而激素类可抑制炎症反应，从而使疼痛缓解时间延长。当然，封闭治疗的作用是即刻缓解疼痛，它需要配合其他保守治疗手段才能最终达到缓解症状的目的。有些患者不想忍受疼痛，只要疼痛就想采用封闭治疗，但长期多次进行封闭治疗对身体有害。随着封闭治疗次数的增多，其有效性逐渐降低，并可导致不良反应，如肌腱部位疼痛加重、皮肤色素沉着、皮肤表浅感染、远期肌腱韧性丧失、肌腱断裂等。因此，对于网球肘患者一般不建议使用封闭治疗。

随着医学的迅猛发展，富血小板血浆（PRP）局部注射作为一种新兴的非手术治疗方法，已被广泛应用于临床。血小板具有促进组织损伤

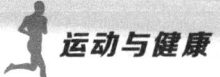

修复的作用，PRP是自体全血经离心后所得的血小板浓缩物。PRP治疗就是将血液中的血小板等物质提取后注射至疼痛部位，其目的是促进肌腱修复，进而缓解疼痛症状。由于从自身血液中提取，PRP治疗安全有效，尚未发现不良反应。

如果患者经过常规非手术治疗4~6个月后症状未减轻，或者虽然非手术治疗时间较短，但症状已严重影响生活，就可以选择手术治疗。通过手术修复损伤肌腱，使肌腱重新焕发活力以解除疼痛。对于网球肘和高尔夫球肘，均可采用微创关节镜手术治疗，其创伤更小、风险更低、恢复更快。

接下来介绍另外一种特殊类型的肌腱炎——腱鞘炎，即包裹肌腱的腱鞘发生的炎症反应。人类双手能够完成各种复杂而精细的动作，这需要肌腱在精确位置上滑来滑去，而腱鞘的作用就是固定肌腱位置，并分泌滑液使肌腱自由滑动。

腱鞘炎好发于手指和腕关节，多见于手工作业者，女性多于男性，病因往往是大量、重复的手及腕部动作导致肌腱、腱鞘发生机械性磨损，进而出现炎症反应。手指腱鞘炎常见于中指、示指、拇指和环指，病情往往逐渐加重。初期患者表现为手指屈伸活动的灵活度下降，继而出现活动时疼痛、酸痛，随后会有手指弹响、伸屈受限，一般在晨起后较严重，但活动一段时间后症状可减轻。后期患者在手指活动时可感受或听见关节弹响声，有时需要人为扳动手指才能活动，这种情况也称为扳机指。手腕腱鞘炎一般表现为手腕拇指侧疼痛，通常缓慢起病，逐渐加重，在腕关节拇指侧往往有固定的痛点，按压时疼痛非常明显，有时可在痛点触及随手指、腕关节活动而滑动的结节。

腱鞘炎的治疗可分为非手术治疗和手术治疗。在非手术治疗中，首先是限制活动，尽量避免引起疼痛的动作，除此之外，任何可以缓解疼痛的方式都可以运用，一般包括休息、口服药物、外用膏药和理疗等。手术治疗是通过手术切开腱鞘或切除部分腱鞘，将炎性增生部分全部切除。很多患者担心手术后肌腱会无法按照正确方式活动，实际上，手术只是切除有压迫的部分腱鞘，不会出现肌腱随意滑动的情况。手术通常是在保守治疗无效的情况下才进行，若不采取手术治疗，腱鞘炎会对肌腱造成更大损伤，患者因手指、腕关节疼痛而长时间

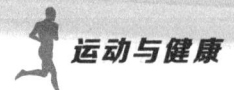

不能活动,从而严重影响日常生活。

如今运动方式多种多样,也出现了很多运动伤病,如网球腿、跳跃膝、跑步膝等,这些疾病虽然与运动相关,但往往是由于不科学运动所致。网球腿常发生于急停或跳起动作时,损伤部位一般位于小腿后方肌肉中下段,有时小腿会有"棒击感"。跳跃膝即膝关节髌腱末端病,是因跑跳运动过多而导致髌骨下方疼痛。这些疾病在临床上多数仍考虑为过量运动和不当运动造成的肌腱损伤,因而统一称为肌腱炎。治疗则以早期充分休息效果最佳,首先应减少活动,减少引起疼痛的动作;其次要有目的地锻炼肌肉力量,随着肌肉力量增强,肌腱所受负荷和应力就会减少,从而能够减轻症状;最后就是到运动医学科就诊,寻求专业医师帮助。许多患者通过纠正运动方式,适当更改活动强度,往往能够不治而愈。而有些患者固执己见,认为疼痛是锻炼后的正常反应,不听从专业医师的劝告,最后导致病情迁延,经久不愈。

四、颈部损伤

颈部作为人体中轴的一部分,具有至关重

第四章 常见运动损伤

要的作用。在运动中损伤颈部的情况相对罕见,然而一旦受伤,轻则影响日常生活,重则出现严重并发症。有媒体曾报道,一位年仅20岁的女大学生在体操训练时,不慎摔下高低杠导致颈椎受伤,经治疗无效后死亡,可见颈部受伤可能导致极其严重的后果。

在颈部运动中有三个关键要素,即脊髓、颈部骨骼和颈部肌肉韧带。脊髓属于中枢神经,向上沟通大脑,向下联结四肢,是人脑控制躯体感觉运动的十字路口,在人体运动中起到至关重要的作用。颈部骨骼主要由7节颈椎及颈椎间的椎间盘共同组成,其主要生理功能包括:支撑头颅,是保持头部稳定的内源性因素;组成骨性椎管,容纳并保护脊髓免受震荡和冲击;允许并协助完成颈部的屈伸及旋转运动。当运动过程中出现颈部损伤时,可能会引起严重的并发症。颈部肌肉韧带是保持头部稳定的外源性因素,同时协助完成颈部的屈伸及旋转运动。如果把颈部比作连接大脑与躯干的高速公路,脊髓就像公路上行驶的汽车,它能将大脑发出的指令传递给四肢肌肉,并指挥肌肉收缩和舒张,以完成各种动作,同时把四肢感受到的刺激与反应传递给脑组织,协助大脑指挥并协调全身运动；颈椎就像高速公路的路面，椎间盘则是公路下的桥梁支架，是公路运输的基础和坚强保护；颈部肌肉韧带就像公路两侧的护栏，维持和保障公路正常通行（图 4-4）。由此可见，这三个关键要素在颈部运动中缺一不可，一旦其中之一出现问题，就可能产生连锁反应，并出现相应的临床症状。

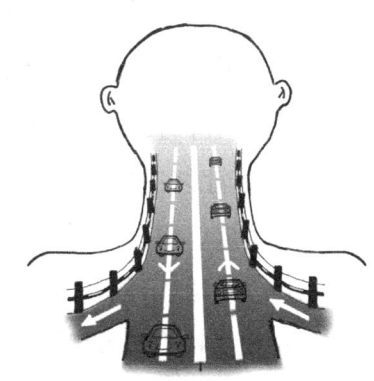

图 4-4 脊髓、颈部骨骼和颈部肌肉韧带在运动中的作用

运动中最常见的颈部损伤是肌肉韧带损伤。根据损伤时间的长短，分为急性损伤和慢性损伤。运动过程中，当颈部突然扭、闪、屈、伸时，颈部肌肉无准备地强烈收缩或牵拉，会产生撕裂样疼痛并放射至脑后、肩部及上肢外侧，疼痛范围较模糊，患者大多无法清楚描述。任何活动均可加重疼痛,还可能伴有不同程度的活动受限,表现为转头时两肩亦随之转动。这种急性损伤多是由颈部肌肉纤维或韧带等组织撕裂所致,常为短暂性、一过性,若立即采取正确处置,如颈部制动、局部理疗、卧床休息等,数小时或数天后即可恢复。

在日常生活中,急性损伤常因持续时间短、症状轻而被人所忽视,很多损伤未能得到系统有效地治疗,进而演变为慢性肌肉韧带损伤。另外,长期处于异常姿势使颈部肌肉韧带处于疲劳状态而无法休息,也是引起颈部肌肉韧带慢性损伤的重要原因。例如,若人们长时间伏案作业、低头看手机或睡觉时枕头不合适,第二天就会出现颈部疼痛,局部多伴有筋结,触之酸胀疼痛,这是由于肌肉损伤部位内反复微渗血后机化形成瘢痕组织,诱发局部慢性炎症所致。当症状严重时可引起肌肉紧张、椎间小关节错位,导致疼痛严重,不但会向头肩部放射,还会引起颈部姿势异常与活动受限。

对于日常运动和生活中出现的急、慢性颈部肌肉韧带损伤,如果经过系统、全面地治疗,绝大部分患者可以缓解并治愈,且不会遗留下严重后遗症,以下是几种常用方法:首先,应充分休息以缓解颈部肌肉疲劳，使颈部肌肉放松并恢复正常力量。其次，可采用局部热敷或电疗，二者能够有效促进局部血液循环，减轻慢性炎症造成的酸胀疼痛，同时需要做好保暖措施，避免着凉。另外，适当按摩也可起到松弛肌肉、缓解疲劳的作用，但应注意按摩力度要适中，不可用力过猛，否则会对肌肉造成二次伤害，不利于恢复。最后，如果症状特别严重，可以口服活血化瘀的药物或在患处涂抹药膏，以控制症状、缓解疼痛。

有时我们可能不会特别重视急、慢性颈部肌肉韧带损伤带来的症状。久而久之，因颈部肌肉韧带力量不足，可导致颈部外源性失稳，引起作为内源性稳定因素的颈椎骨质改变。患者最早期的表现是颈椎生理曲度变直，项韧带钙化，并逐渐导致颈椎骨质增生，颈椎间盘组织变性等颈椎退行性病变的发生。

对于合并颈椎退行性病变者，运动前应充分热身，并在运动中注意颈部防护。如果人们在运动或生活中出现颈背部酸胀疼痛，向肩背部及上肢放射，并且手指或上肢感觉麻木，尤其是在某个特定姿势时出现上述症状，就可能出现了颈椎病。颈椎病主要是由于椎间盘纤维环破裂，退变的髓核组织突出刺激或压迫邻近神经根、脊髓所致。严重时可能会引起四肢无力、走路踩棉花感。

经过正确的治疗，颈椎病患者绝大部分症状都能得到有效缓解。首先，可采用热敷促进局部肌肉血液循环，以减轻神经根受压程度。其次，应增加肌肉强度，恢复外源性稳定，延缓骨质增生。因此，保持良好坐姿、避免受凉、改变不良生活习惯、积极进行体育锻炼、改善颈椎曲度，这些都能有效预防颈椎病，预防椎间盘退变。此外，还可以使用一些药物以改善症状，如非甾体抗炎药、神经营养药、肌肉松弛药。

最后，在高强度对抗运动中，如果受到暴力外伤或在运动中突发意外受伤，导致颈部无法活动或四肢麻木无力，一定要特别重视。高能量损伤可能引起颈椎骨折脱位，严重时可引起颈部脊髓损伤，造成严重后果。例如，颈部脊髓损伤者可发生四肢瘫痪；如果膈肌和肋间肌瘫痪，可发生呼吸困难，导致死亡；脊髓完全断裂者可立即发生弛缓性完全瘫痪，损伤平面以下各种感觉和反射消失，一般不能恢复。

当我们在运动中突然出现颈部疼痛，需注

意是一过性还是持续性，是否伴有活动时疼痛加剧，是否向脑后及肩背部放射。一旦出现上述症状应立即停止运动，给予颈部制动以避免进一步损伤。症状较轻者可在 24 小时内冰敷，待 48 小时后实施热敷，但注意不要冻伤或烫伤皮肤。一旦出现手足感觉及运动异常，需立即前往专业医疗机构就诊，以免延误病情引起严重后果。

五、腰部损伤

日常生活中，人体的各项活动大多需要依靠腰部发力才能完成。例如，久坐时如果腰背肌力量不足，就会出现腰部肌肉酸痛；跳跃时如果腰部力量不足，落地后就容易造成扭伤；跑步时如果腰部稳定性不足，身体不稳定，膝关节就会承担过多压力而受伤。近年来，人们逐渐认识到核心力量对运动与平衡、稳定与协调的重要意义。核心力量是指稳定人体躯干、控制运动重心、传递上下肢力量的能力，其本质是人体脊柱-骨盆稳定性。通俗来讲，坐、立、走、跑等活动都需要在脊柱-骨盆的骨骼肌肉提供稳定性的前提下才能正常进行。

很多人在运动中由于腰部用力过猛或姿势不当，造成急性腰扭伤，导致腰部肌肉、筋膜、韧带不同程度撕裂，这种情况俗称闪腰。急性腰扭伤者经过充分休息和全面治疗后，大多可痊愈，一般不会留下严重后遗症。但由于急性腰扭伤症状较轻，常被人忽视，使其得不到全面治疗而反复发作，表现为经常感觉腰部酸胀、疼痛、乏力，严重时伴有活动受限等症状，也就是我们常说的腰肌劳损。腰肌劳损本质上是腰部肌肉力量减弱后引起的外源性脊柱不稳，多因腰部长期过度负重或疲劳所致。一般在劳累后加重，休息后减轻，也可随气候变化而变化。如在乒乓球挥拍练习中，需要球员长期反复进行腰背部前屈、侧弯、旋转动作，很容易造成腰部肌肉疲劳性损伤。据统计，在乒乓球运动中，腰背伤占全部伤病总数的 1/3 以上。

因此在生活中我们应注意休息，避免劳损加重；注意腰部不要长时间维持固定姿势，应定时更换腰部姿势，缓解肌肉疲劳；也可采用飞燕式、五点支撑法等锻炼腰部肌肉力量；还可以通过八段锦、太极拳锻炼身体平衡性。一旦出现急性腰扭伤，应当给予重视，患者需充分休息并积极采取治疗。此外，平时应进行腰

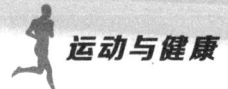

部肌肉力量锻炼,以维持腰椎稳定性,有效预防急、慢性腰部损伤发生。

腰肌劳损若长期得不到有效治疗,还可能引起其他疾病。腰部肌肉、筋膜及韧带长期劳损造成腰椎核心力量不足,即外源性失稳,这时腰椎就会代偿性地使肌肉及韧带骨化,以满足活动时所需的稳定性,这就是经常提到的骨质增生。此时若活动前热身不充分或者运动方式不合理,可能会导致椎间盘纤维环破裂,髓核组织从破裂处突出(或脱出),刺激或压迫相邻脊神经根,产生腰痛及单侧或双下肢麻木、放射痛等一系列腰椎间盘突出的症状。

腰椎核心力量长期减弱还可能引起椎间骨质及韧带增厚,使椎管容积减小,压迫硬膜囊导致椎管狭窄。腰椎管狭窄的典型症状是间歇性跛行,即患者行走一段距离后(一般约数百米)出现单侧或双侧腰酸腿痛,下肢麻木无力,休息片刻后症状很快缓解或消失,但再走时症状会反复出现。一旦在生活中出现腰椎间盘突出或椎管狭窄症状,患者应前往正规医疗机构就诊,明确病情严重程度并采取积极治疗。

另外,核心力量不足会使我们在进行激烈对抗运动时失去平衡,使腰椎受到强大暴力而猛烈过度屈伸。这时往往伴有腰部肌肉韧带损伤与撕裂，可产生剧烈疼痛，严重时可能引起腰椎骨折脱位，累及脊髓或马尾神经，造成不完全瘫痪或截瘫。若运动时出现骨折脱位，应立即就地给予救护，保证伤者平躺以维持腰部正常姿势，搬运时务必平托患者腰部，切勿使腰部屈曲以免加重损伤，并及时送医。

绝大多数腰部运动损伤归根到底是由于腰背部核心力量不足所致，因此提升核心力量是预防腰部损伤的关键。特别是当患者已经出现腰扭伤、腰肌劳损时，一定要在思想上重视，在运动中防止意外发生。同时应通过正确方式锻炼腰部肌肉力量，延缓肌肉劳损以及骨质增生。

六、半月板损伤

半月板位于膝关节内，在股骨远端和胫骨近端之间，有内外两块，因其形状像月牙而得名。半月板由纤维软骨组成，主要成分为水和胶原蛋白，其功能主要有三个：一是缓冲震荡，半月板相当于减震装置，使人体可以舒适地进行跑跳等运动；二是稳定膝关节，半月板形态外厚内薄，上凹下平，填充在股骨远端和胫骨

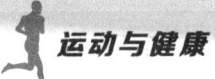

近端之间,使膝关节在运动中保持稳定;三是散布滑液,润滑关节,使膝关节在活动时更加顺畅。

美国职业篮球联赛(NBA)球员"闪电侠"韦德曾自述由于半月板损伤,竞技状态受到严重影响,而为了快速复出,他选择完全切除半月板,因膝关节快速磨损,此后一直忍受着巨大痛苦。另一位球员"石佛"邓肯拥有极佳的弹跳力,但他在半月板受伤后因膝关节疼痛,也只能逐渐转变打法。那么问题来了,半月板损伤因何而来?为何会有如此大杀伤力?

摩擦、剪切力的作用是半月板损伤的主要原因。当下肢运动时,膝关节可以做一些扭转,这时会产生摩擦、剪切力量,如篮球运动中单腿支撑运球过人、足球运动中射门等动作这些均容易造成半月板损伤。所以,半月板损伤多见于运动员、运动爱好者及体力劳动者,一般男性多于女性。另外,随着年龄增长,半月板会逐渐老化,可能轻微的外力就会造成损伤,如深蹲起立、运动过量等。

半月板损伤会对膝关节产生严重影响,表现为膝关节活动受限,或使膝关节内反复肿胀。受伤半月板的完整性遭到破坏,关节内压力分布不均，缓冲震荡的能力下降，膝关节稳定性下降，膝关节滑液分布不均。如此一来，在膝关节负重活动及运动中，股骨远端和胫骨近端的关节软骨其磨损速度、损伤几率显著增加。受伤的半月板如未得到及时治疗，会形成膝关节内游离体，并随着膝关节的活动出现位置改变。游离体质地往往较硬，当处于膝关节某些位置时，可产生膝关节交锁症状，即感觉膝关节被卡住，患者必须忍痛挥动小腿才可以恢复。这种情况会严重影响膝关节活动，而且由于游离体卡在关节软骨中，还会进一步破坏关节软骨，使平整光滑的关节软骨面变得坑坑洼洼（图4-5）。

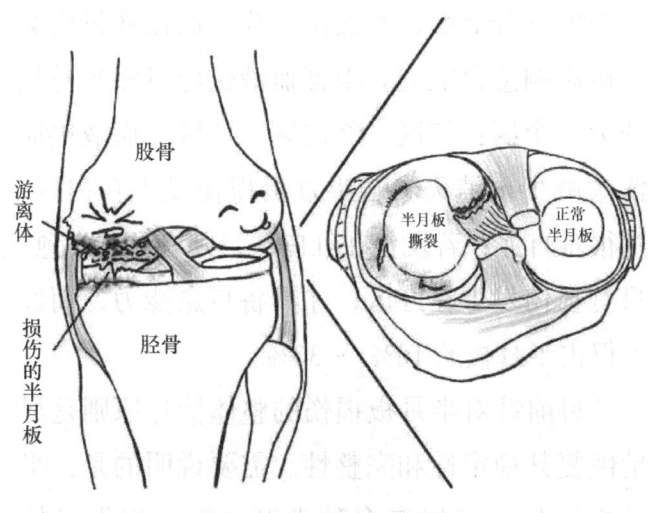

图 4-5 半月板损伤

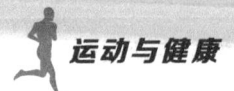

当半月板损伤时,一个显著的信号就是膝关节疼痛,患者通常自觉膝关节缝隙处疼痛。很多人会轻视这一症状,认为休养一段时间就能恢复,但往往症状反复发作,无法彻底缓解。例如,有些患者最初经休息后,疼痛就能消失,一段时间后则要通过频谱仪、红外线灯等物理治疗才能缓解,再到后来需外用膏药、口服止痛药,最后发展至需要手术治疗。因此,对半月板损伤的早期诊断极为重要,一旦患者出现症状,应及早到运动医学科就诊,以免造成不可逆转的后果。

半月板损伤后很难自行修复,由于半月板中央及内侧部分血液供应很少,只有靠近关节外周的部分能够得到血液供应,而血液供应会直接影响愈合能力。根据血液供应可将半月板分为三个区:红区、红白区、白区,血液供应依次减少至消失。若半月板损伤发生在白区,则很难自愈;若发生在红白区,则有可能自愈;只有损伤发生在红区,才具备自愈能力,而红区仅占半月板的 10%～30%。

目前针对半月板损伤的整体治疗原则是尽量恢复其稳定性和完整性。需要说明的是,半月板撕裂、破损有多种类型,需要根据具体情况决定手术方式。有些半月板撕裂患者常担心切除部分半月板后会影响其运动功能,然而我们需要清楚,对于已经损伤的半月板,若不及时处理,损伤将逐渐加重,可能会造成更大影响。

现如今,绝大多数半月板损伤都可以通过微创关节镜手术进行治疗,也有很多其他促进半月板愈合的方法,很多患者在治疗后能够恢复以往的运动水平。一般来说,半月板手术患者住院时间约为1周,术后2～3个月患者即可恢复日常生活。

七、前交叉韧带损伤

前交叉韧带位于膝关节内,其中"前"是指位置,与前交叉韧带相对应的还有后交叉韧带,二者是以韧带在胫骨上的位置前后而得名;"交叉"是指形态,前、后交叉韧带就像交叉的十字;"韧带"则是指结构,韧带是黏附在骨骼上的致密结缔组织,通常由细胞、细胞外基质和水等构成,在维持肌肉-骨骼系统的稳定及功能方面有着不容忽视的作用。韧带主要有两大功能:其一是提供机械性能,也就是在活动时负责稳定关节，使关节保持在正常活动范围内；其二是发挥关节本体感觉功能，韧带能使身体感知关节位置并控制关节的屈伸角度，使身体尽量舒适。前、后交叉韧带连接胫骨和股骨，可有效保证膝关节在运动中的稳定性。当膝关节伸直时，前交叉韧带可防止胫骨过度向前移位；当膝关节屈曲时，后交叉韧带可防止胫骨过度向后移位。

很多运动员和运动爱好者都遭受过前交叉韧带损伤带来的痛苦。运动造成前交叉韧带损伤的常见原因有两种：一是接触性损伤，如足球、篮球运动中，两人对抗导致膝关节受伤；二是非接触性损伤，如运动过程中发生急停、急起、急转等意外，膝关节产生剪切力。前交叉韧带损伤时大多数人会听到"啪"的声响，出现膝关节撕裂感，当即出现膝关节迅速肿胀，其原因就是前交叉韧带断裂，关节内积血（图4-6）。

前、后交叉韧带同为关节内韧带，前交叉韧带的强度仅为后交叉韧带的1/3，在同等外力作用下，前者的损伤几率更高且难以愈合。人体创伤后修复主要依靠血液中促进愈合的各种成分，如血小板、生长因子等。由于血液供给

第四章 常见运动损伤

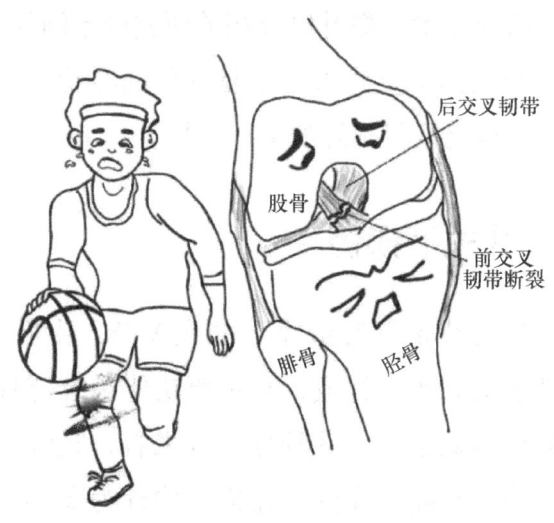

图 4-6　前交叉韧带损伤

相对缺乏，前交叉韧带损伤很难通过保守治疗使其愈合。笔者经临床观察发现，有些患者由于某些原因未就医或拒绝手术，单纯进行保守治疗，通常在1～2个月后，患者膝关节肿胀消失，可以恢复正常行走，然而却无法恢复膝关节原有的运动功能。这是由于前交叉韧带损伤后，膝关节稳定性遭到破坏，无法完成急停、急转、急跑等动作。

前交叉韧带一旦损伤，往往需要手术治疗。随着运动医学的迅猛发展，对前交叉韧带断裂的治疗无须完全切开关节，微创手术已成为常规，即通过韧带重建术将新韧带代替断裂韧带。

由于医疗技术的提升以及相关研究的不断深入，对前交叉韧带重建术后康复进程的经验逐步累积，如今已取得很好的治疗效果。

八、踝关节损伤

踝关节是下肢最靠下的大关节，由胫骨、腓骨远端和距骨组成，其重要功能是维持身体的负重与稳定性。从骨性结构来看，胫骨、腓骨远端关节面形成的宝盖样结构称为踝穴，其完全覆盖在距骨上方，使人在走平路时保持稳定，而当跑跳、上下坡时则需要踝关节有一定的活动度，距骨前宽后窄，恰恰能够满足这种要求。崴脚是最常见的踝关节损伤，大多数发生在脚尖朝下、脚后跟抬起时，如同下楼梯时脚踝的动作，此时距骨后面窄的部分和踝穴相匹配，会使踝穴相对宽松，这时如果发生意外，例如漏踩一层台阶或落脚处有石头导致脚滑，就很容易发生崴脚（图4-7）。

崴脚后可出现脚踝剧烈疼痛，但大多患者X线检查并未发现骨折，于是放松警惕，待疼痛消失后便很快恢复日常活动。然而这种做法并不可取，踝关节的稳定性除了需要骨性结构

第四章 常见运动损伤

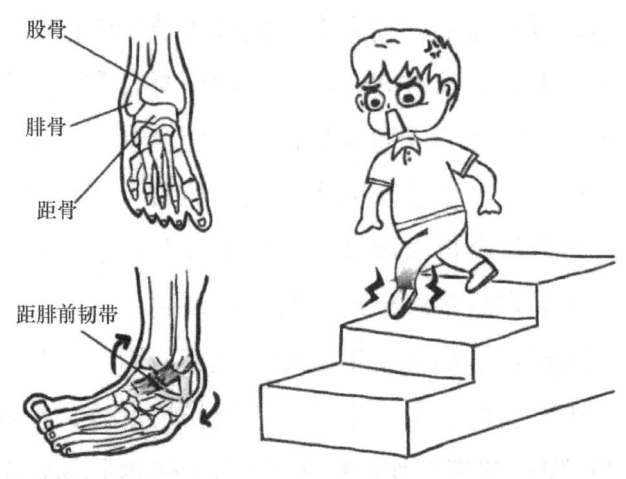

图 4-7 踝关节损伤

的维持，还要靠踝关节周围韧带来加强，大多数患者反复崴脚都是由于韧带问题。踝关节韧带为关节的稳定性提供了强力保障，主要包括三组：第一组是下胫腓韧带，连接胫骨和腓骨，保证踝关节上方结构的稳定；第二组是内侧副韧带，也称三角韧带，保证踝关节内侧结构的稳定；第三组是外侧副韧带，保证踝关节外侧结构的稳定。由于崴脚时的动作往往是脚尖向内，受伤的通常是外侧副韧带，因而需要特别注意。

如果患者崴脚后发现并未骨折，则说明外力全部释放在踝关节韧带，踝关节的肿胀程度可提示韧带损伤的严重程度。一般肿胀消退、

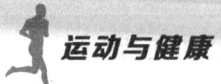

疼痛缓解需要一周左右，但踝关节韧带的修复往往需要较长时间。如果太快恢复日常生活和运动，则会造成韧带损伤无法完全愈合，进而导致踝关节稳定性大大降低，此后只需要很小的外力就会再次崴脚。临床上经常有患者在第一次崴脚后多次出现崴脚，发展到后来甚至平地踩到石子都会发生崴脚。究其原因，正是由于初次受伤后未予重视，导致伤情反复，形成"崴脚后韧带损伤-关节不稳定-崴脚后韧带损伤加重"的恶性循环，最终可能需要手术恢复踝关节稳定。此外，崴脚还可能带来其他严重后果，崴脚后患者为避免疼痛，可能导致身体姿势不正确，腰部、小腿很多肌肉长时间处于收缩状态，造成肌肉过度痉挛。

对于崴脚后的处理有很多错误做法，例如有些患者会反复扭动踝关节，不停按摩疼痛部位，期待疼痛缓解；还有患者会立即热敷，或使用红花油等促进血液循环的药物外敷。这些做法不仅对损伤毫无益处，反而会很大程度上加重损伤。因为韧带损伤后，第一时间会有出血表现，上述做法往往会使出血更多，肿胀更重。关于崴脚的正确处理方式，需要遵循 RICE 原则和 POLICE 原则。

1. RICE 原则

R 即休息（rest），应第一时间停止一切踝关节活动；I 即冰敷（ice），伤后 3 天内可在患者耐受情况下持续进行，每次 15～20 分钟，休息 15 分钟，注意应使用冰水混合物，避免皮肤冻伤；C 即适当加压（compression），伤后可用弹力绷带适当缠绕踝关节加压，主要目的是减少出血，减轻肿胀；E 即抬高患肢（elevation），伤后可将患肢抬高超过心脏水平，以促进血液回流，减轻踝关节出血后肿胀。

2. POLICE 原则

其主要是将 RICE 原则中的"R"改成了"POL"。P 即保护（protect），有条件者可在伤后第一时间将踝关节固定，使关节得到休息并给予一定保护，从而更加有利于康复；OL 即适当负重（optical loading），以往认为韧带损伤后需要避免负重，以静养为主，但研究发现，损伤后适当负重可加速韧带的康复进度，特别是在伤后 48～72 小时内，若患者主动活动时足踝无明显疼痛，则可适当负重。

随着康复医学的研究和治疗经验的积累，目前更提倡采用 POLICE 原则。最后要强调的一点，患者在损伤后应及时到运动医学科就诊，由专业医师进行检查并治疗，以便能够更快、更安全地康复。

九、跟腱损伤

跟腱位于小腿后侧下方，由腓肠肌和比目鱼肌共同构成，是全身最粗壮、最强大的肌腱，主要负责踝关节的跖屈，即抬脚后跟的动作。跟腱长度关系到小腿的爆发力，对人体的站立、行走，特别是跑跳运动具有重要意义。跟腱一旦损伤，会给日常行动造成巨大影响。

跟腱损伤可分为急性和慢性损伤（图4-8）。急性损伤通常由外力导致，表现为在运动中突然听见"砰"的一声，感觉脚后部剧烈疼痛，伴踝关节活动受限，此时很可能出现了跟腱断裂；慢性损伤常见于喜欢跑跳运动的人群，大多由于长期过度使用跟腱，如运动时间过长、运动频率过高，导致跟腱或跟腱周围炎症引起脚后跟部肿胀、疼痛，进而影响足踝功能，表现为运动时、运动后疼痛。

关于跟腱损伤的正确处理，建议慢性损伤患者减少或停止正在进行的运动，可采取按摩、

第四章 常见运动损伤

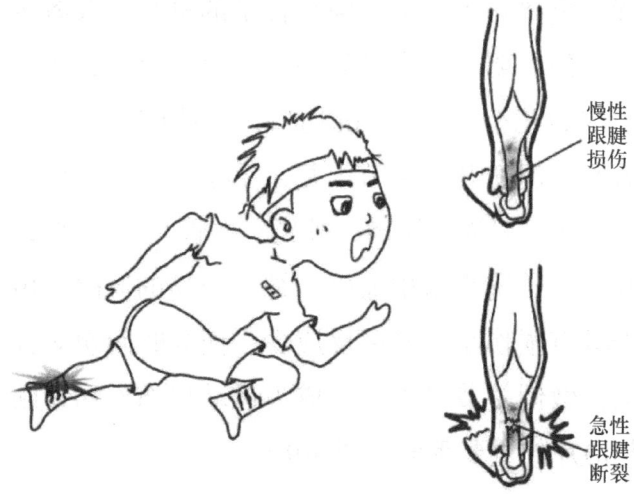

图 4-8 跟腱损伤

热疗、针灸、冲击波等对症治疗；对于急性损伤疼痛患者，应立即停止运动，将踝关节固定于相对松弛的位置，有条件者可冰敷患处。

跟腱的重要性无须多言，如果出现跟腱损伤的症状，建议患者尽快至运动医学科就诊，听取专业医生的治疗意见。对于急性跟腱断裂，目前手术技术已相当成熟，患者术后通常能够恢复正常运动；对于顽固的慢性跟腱损伤，如跟腱炎、跟腱周围炎等，也有多种治疗手段，大多数患者经过专业诊治均可达到良好效果。

以上介绍了几种常见的运动损伤，对于各类损伤的治疗，微创关节镜手术技术在其中发挥了重要作用。随着医疗技术的进步以及各种器械的发明,如今微创关节镜手术仅需在关节周围做几个6～8 mm切口,就能够完成以往需要广泛切开的关节内复杂手术。关节镜可直达病灶,对周围肌肉、神经、血管几乎无刺激,避免了传统手术中血管、神经损伤的风险。由于具有损伤小、术后反应少、恢复时间快等优点,微创关节镜手术已成为运动损伤疾病诊断与治疗的重要手段(图4-9)。

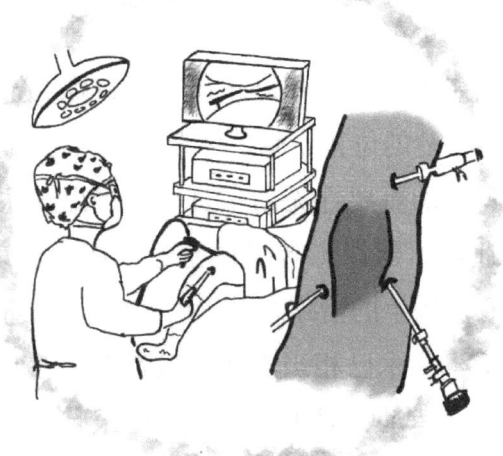

图4-9 微创关节镜手术

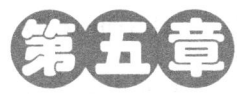

慢性疾病患者运动指导

慢性疾病即非传染性慢性疾病,主要包括心血管疾病(如高血压、冠心病)、糖尿病、恶性肿瘤、慢性呼吸系统疾病(如慢性支气管炎、肺气肿)、慢性肾脏病等。慢性疾病由于病程长、病因复杂,对人群健康具有严重危害。

随着健身运动的广泛开展及相关研究的不断深入,运动对慢性疾病的干预效果已得到人们的普遍肯定。对于慢性疾病患者,适当运动可以缓解病情,促进身心健康,但应重点关注运动的安全性和量效比。慢性疾病患者处于病理状态,除患病器官受损外,整体身体素质也受到一定影响,如最大摄氧量减少、肌肉力量及体积下降、平衡能力和协调性下降等。因此这类人群在运动前,除了要评估其运动水平(详见第三章),更要充分评估运动风险。结合评估结果规划运动方案。运动风险评估可将人群分为低风险、中风险和高风险。对于低风险人群,运动是安全的,运动过程中不需要监护;中风险人群进行低、中强度运动是安全的,若要进行高强度运动,则需做进一步检查;高风险人群在开始运动前应进行医学检查,并且在运动时要有专业人员监护。慢性疾病人群应该充分了解自身运动水平,对自身疾病在运动中的变化有一定认知,更应了解可能遇到的风险和防范措施。

慢性疾病种类很多,本章节将以8种常见慢性疾病为例,向大家介绍患病后应如何运动。

一、高血压

高血压是最常见的慢性疾病,其中大多数患者为原发性高血压(约占90%)。高血压的发病机制有很多种,如交感神经亢进,常见于长期精神紧张、焦虑、抑郁等人群,可引起儿茶酚胺浓度升高,导致小动脉和小静脉收缩,使血压升高;此外还有肾素-血管紧张素-醛固酮系统(RAAS)激活、血管重构、肾性水钠潴留、胰岛素抵抗等。

人在运动过程中交感神经兴奋,RAAS激

活，可出现血压升高，通常为一过性，经休息后血压可恢复正常。研究发现，长期坚持运动的人在休息状态下交感神经兴奋性降低，血压和心率可维持在较低水平。运动过程中产生的内啡肽也会给人带来欣快感，从而改善焦虑、抑郁等不良情绪。运动还能使心脏及外周血管重塑，增强心脏强度和血管弹性，即使血压出现波动，仍可以维持在相对正常的水平。另外，长期运动可以提高组织对胰岛素的敏感性。大体重人群在增加运动量和控制饮食后体重下降，也有益于控制血压。

对于高血压患者，在运动时不能盲目追求大运动量，否则容易使血压突然升高，进而发生危险。运动有助于控制血压，但更重要的是长期坚持，因此充分进行运动前评估以及合理规划运动方案必不可少。

1. 运动评估

高血压患者通常存在多种并发症，主要发生在心、脑、血管、肾等部位，并影响运动能力，增加运动风险，因此运动前的评估十分必要。高血压患者若无其他并发症，运动风险一般为低风险或中风险（最好在专业医师帮助下

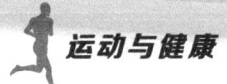

进行运动风险评估),在进行运动水平评估后(详见第三章)一般适合低-中强度运动。对于伴有心血管疾病、代谢性疾病、肺部疾病等高血压人群,其运动风险可能为高风险,建议到医院寻求专科医师的帮助,必要时做进一步检查。

2. 运动方案

对于适合运动的高血压患者,推荐以有氧运动为主,如快走、慢跑、跳舞、做操等,并适当增加一些抗阻运动,如哑铃、壶铃、弹力带等(如果肌肉力量较差,可逐渐增加抗阻运动)。在运动强度方面,一般选择低强度至中强度。血压控制良好的低风险人群若想增加运动强度,可以在身体允许的情况下逐渐尝试更长时间的中强度运动。中风险人群若想尝试高强度运动,需先做进一步检查。高风险人群则不建议进行高强度运动。在运动频率方面,推荐每周进行3～5次中强度运动。

在增加运动强度的过程中一定要注意安全,若感觉不适,应及时休息。对于运动水平较低、高血压病情较严重或年龄较大人群,建议先从短时间开始,逐渐增加运动时间,低强度、短时间的运动同样对健康有益。在运动强度、时间及频率方面，运动者都要量力而行，循序渐进，不可盲目追求运动量。

3. 特别提示

高血压患者需要综合治疗，运动不能解决所有问题，运动和营养指导是基础治疗，适当使用药物和定期监测血压同样重要。

4. 营养建议

（1）控制总热量摄入，控制体重，纠正肥胖。

（2）采取低脂低钠饮食，注意补充维生素和矿物质，如钙、钾、镁和维生素C；适量补充优质蛋白质，如蛋、奶、鱼、虾等。

（3）可选食物：粗粮、脱脂牛奶、芹菜、洋葱、木耳、香菇、海带、豆制品、山楂、苹果、香蕉等。

（4）禁忌食物：松花蛋、香肠、浓茶、咖啡、烈酒及刺激性调味料等。

二、糖尿病

糖尿病（diabetes mellitus，DM）是一种以

高血糖为特征的代谢性疾病。糖类是人体主要的供能物质，人体对糖的吸收和利用主要由胰岛素来调控。胰岛素由胰岛 B 细胞分泌，是体内唯一能够降低血糖的激素。研究表明，运动可以增强胰岛 B 细胞分泌胰岛素的能力。肌肉是体内储存糖的主要组织，餐后产生的葡萄糖约有 85% 会进入肌肉组织，而运动可以增加肌肉吸收糖的效率，还有助于增强组织对胰岛素的敏感性。当人体处于肥胖状态时，脂肪组织中储存的三酰甘油（甘油三酯）会影响肌肉组织的胰岛素敏感性以及对糖的吸收，还会促进肝糖原的释放。因此长期坚持运动既可以减肥，又可以很好地帮助控制血糖。

对于 2 型糖尿病患者，运动疗法有助于将血糖控制在理想水平，也可以减少降糖药的剂量。1 型糖尿病患者由于胰岛素分泌严重缺乏甚至不分泌，单纯依靠运动不足以控制血糖，但坚持运动也有助于减少胰岛素注射剂量。妊娠糖尿病、特殊类型糖尿病患者同样需要适量运动。

1. 运动评估

糖尿病患者的运动风险均为高风险，因此

运动前应咨询主治医师，必要时进行详细的医学检查。在完成风险评估和必要的医学检查后，糖尿病患者还需要评估运动水平及心肺功能，同样建议在专业医师的帮助和指导下完成。

2. 运动方案

经过评估后，大多数糖尿病患者通常都被鼓励积极运动。对于没有运动习惯、病情尚不稳定、存在并发症或伴有严重疾病的糖尿病患者，在规划运动方案时建议咨询专业医师。即使患者在家中，甚至卧床的情况下也可以做一些简单的四肢运动。对于大多数适宜运动的糖尿病患者，并无过多禁忌运动，可以选择自己喜欢、方便进行的运动项目。

糖尿病患者运动的主要目标就是控制血糖。运动方式推荐有氧运动搭配抗阻运动。有氧运动主要包括步行、慢跑、骑自行车、游泳等，可以选择自己喜欢的一种运动或几种运动搭配进行。抗阻运动可采用力量器械、弹力带、哑铃等，锻炼胸部、腹部、腰部、四肢等肌群。

在运动强度方面，建议从低强度的有氧运动开始，逐渐增加到中强度。如果想达到较好

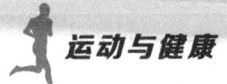

的控制血糖的效果，一般需要在中强度以上，但是每个人的病情、体力水平不同，要针对自身情况合理安排运动，切忌盲目追求高强度。对于相对年轻的糖尿病患者，可以适当增加抗阻运动。无论患者有无运动经验，均建议从低强度开始进行抗阻运动，逐渐提高到中强度并维持，如果身体条件允许还可以再尝试逐渐提高强度。对于年纪较大或已经出现糖尿病严重并发症的患者，应以有氧运动为主，不建议进行过高强度的抗阻运动。

对于没有规律运动习惯或运动能力较差的糖尿病患者，在进行有氧运动时，可以从每次10分钟开始，每天分3～4次，根据自身情况逐渐增加运动时间，并视个人情况调整，以运动后第二天不过于劳累为宜。抗阻运动一般在有氧运动后进行。对于身体适合以抗阻运动为主的人群，可以在适当有氧运动热身后进行抗阻运动，根据自身情况逐渐增加运动时间。每周可以选择3～5天进行运动，既能减少运动损伤的发生，也能防止身体疲劳而降低运动积极性。最好每次运动后能够充分休息，运动频率也可以根据运动后的疲劳程度进行调整。

糖尿病患者在运动过程中一定要量力而行，注意安全，平时也要注意规律监测血糖，定期体检，在医师指导下调整运动方案和用药方案。

3. 特别提示

糖尿病患者在运动过程中存在低血糖风险，应随身携带糖块，如果自觉心慌、冒虚汗等不适，要及时休息。高风险人群在运动时最好有人陪伴。运动量和降糖药物存在相互影响，患者运动期间需要在医师指导下合理用药。

4. 营养建议

（1）控制总能量是首要原则，每日能量摄入以维持或略低于理想体重为宜。

（2）控制饮食中糖类的比例，尽量不用单糖或双糖，如蜂蜜、甜点、甜饮料等，两餐间适量添加血糖生成指数低的水果，如苹果、桃子、梨、柚子等。

（3）注意补充维生素和矿物质，增加粗粮、坚果、新鲜蔬菜等富含膳食纤维的食物，与富含糖类的食物一起食用效果更佳。

（4）在总能量不变的情况下，应少量多餐，防止一次性进食过多加重胰岛负担，抑或进食过少发生低血糖、酮症等。

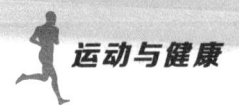

三、冠心病

冠心病（coronary heart disease，CHD）即冠状动脉粥样硬化性心脏病。随着现代医学的发展，人们对冠心病的认识逐渐加深，以前人们经常认为冠心病需要绝对静养，但其实对于稳定期冠心病患者，适当运动可以改变心脏结构、重构心肌、改善心功能。除了手术及药物治疗外，运动对冠心病的防治同样具有重要作用。以运动员为例，很多坚持长期训练的运动员都存在心脏肥大，称为运动性心脏肥大；而心肌也可发生改变，如心房肌略增厚、肌纤维增粗、心肌细胞核增大，这些改变提示心房周围毛细血管功能活动增强，可有利于肌纤维的氧气弥散和营养物质交换。运动还能改善心脏的内分泌功能，产生多种激素和神经递质，对心血管的功能、代谢与生长发育起重要调节作用。

这种心肌重塑不仅见于专业运动员，对于冠心病患者，运动能够带来诸多益处。但必须注意，冠心病患者的运动风险高于普通人群，如果运动时机和运动方式不合适，就可能造成一定危险。因此在开始运动前，必须对患者疾病状态、运动水平进行科学全面的评估，并合理规划运动方案，以保证运动中的安全。

1. 运动评估

冠心病患者的运动风险均为高风险，因此建议患者在运动前与主治医师进行充分沟通。如果患者处于急性发作期或存在禁忌证，不可进行中高强度运动，且必要时应进行详细的医学检查，并在专业人员帮助和监护下完成运动水平的评估。

2. 运动方案

经过评估后，对于不稳定期冠心病或伴有其他严重疾病需卧床休息的患者，应在医师指导下进行一些简单活动，如卧床时可以进行四肢肌肉的收缩运动。对于评估后适宜运动的冠心病患者，最好在专业医师指导下制订运动方案，通常以控制心脏症状、提高心功能储备为运动目标，同时应注意结合患者年龄、平时活动量和病情严重程度。

在运动时一定要掌握合适的运动量，如果运动量过小，则达不到改善心血管功能的目的；如果盲目追求大运动量，则会诱发心绞痛，甚至发生心源性猝死。运动方式推荐以有氧运动为主，可根据自身情况适量增加抗阻运动。

有氧运动的强度一般从低强度开始，并逐渐尝试增加运动强度，但一般不超过中强度。对于出院后不久或体力较差的冠心病患者，可以从能够耐受的时长开始尝试性地运动，逐渐根据自身感受增加运动时间，直至达到目标时间，同时建议运动时间不要过长，通常每天不超过60分钟。抗阻运动也要从低强度开始，通常最大可以达到中强度。抗阻运动最好在有氧运动后进行，或在运动前至少进行5～10分钟的准备活动。抗阻运动的时间没有具体限制，选择好目标肌群后，每个肌群每次训练1～4组，可从1组开始逐渐加量，每组10～15次，组间休息2～3分钟。在运动频率方面，有氧运动可先从低频率开始，根据自身情况逐渐增加，一般可增加到每周运动3天。如果身体状态不佳，可以不进行抗阻运动。如进行抗阻运动，也要分肌群训练，建议1周内每个肌群进行2～3次训练，同一肌群训练至少间隔2天，不同肌群可在不同日期交替训练。

在整个运动过程中，患者应以安全为主，

并定期复查，及时调整运动方案。若运动时出现心慌、胸闷、憋气、头晕、无力等症状，往往提示运动量过大，应立即休息、停止运动，并调整运动量。当患者出现明显的心前区疼痛、大汗、长时间胸闷、心慌、气短等症状且无法缓解时，应立即就医。

3. 特别提示

寒冷是冠心病的诱发因素，在秋冬天气寒冷时，不建议患者过早或过晚进行户外运动，外出时要做好准备活动，注意保暖。

4. 营养建议

（1）控制总能量、控制体重是防治冠心病的重要措施之一。

（2）应限制脂肪及胆固醇的摄入，并减少饱和脂肪酸（如肥肉、猪油、奶油）的摄入。

（3）植物蛋白（尤其是大豆蛋白）对冠心病有一定的防治作用。

（4）保证摄入充足的膳食纤维，如全谷物、新鲜蔬菜和水果等，同时注意血糖波动。

（5）应充分给予维生素和矿物质，注意控制食盐的摄入量，以每日 5 g 以下为宜。

四、慢性阻塞性肺疾病

慢性阻塞性肺疾病（chronic obstructive pulmonary disease，COPD）简称慢阻肺，是一种常见的肺部疾病，主要表现为气短或呼吸困难，并且可逐渐加重。患者最初表现为体力活动后出现气短、呼吸困难，逐渐进展为休息状态下也出现症状。对于慢阻肺患者，除药物治疗外，运动也发挥着重要作用。运动能够改善患者的活动能力和呼吸功能，提高生活质量，是治疗慢阻肺的重要措施。

呼吸是人与生俱来的本能，在正常情况下，吸气是主动的，呼气是被动的。对于一些病情严重的慢阻肺患者，吸气和呼气都是主动的，这也就导致患者的呼吸肌更易出现疲劳状态。然而研究发现，长期进行适当的呼吸方式训练或有氧运动不仅可以增强慢阻肺患者的呼吸深度，使其吸入更多氧气，还可以增强机体对缺氧的耐受程度。

需要注意的是，并非所有慢阻肺患者都适合运动，许多患者运动风险很高，甚至不宜运动。例如，有些慢阻肺患者由于病程较长，会出现骨骼质量、肌肉力量下降；有些病情严重患者甚至由于大脑长期缺氧，会出现认知功能和运动功能受损。因此在运动前应详细评估，并合理规划运动方案。

1. 运动评估

慢阻肺患者的运动风险均为高风险，因而必须寻求专业医师的帮助，必要时进行详细的医学检查，随后要在专业人员协助下常规进行运动水平的评估。此外，慢阻肺患者还需要额外进行呼吸困难程度的评估。对处于急性期、有严重呼吸困难的患者，应以控制病情为主，不建议进行运动锻炼。

2. 运动方案

对于经过评估后可以运动的慢阻肺患者，在个体状况、心肺功能、并发症和其他疾病等方面仍存在较大差异，因此运动时一定要量力而行，保障自身的安全。对于慢阻肺患者，应以改善心肺功能、增强运动耐力和缺氧耐受性为运动目标。

运动方式推荐有氧运动、抗阻运动和呼吸运动训练。有氧运动可以选择患者感兴趣并且能够长期坚持的运动项目，如慢跑、快走、骑自行车等。抗阻运动主要包括力量器械、弹力

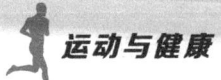

带、蹲姿训练等。呼吸运动训练主要是对呼吸肌的锻炼，可以改善慢阻肺患者对氧气的摄取。除了常见的侧举、上举、扩胸、卷腹运动外，主要推荐两种锻炼方式，即缩唇呼吸和腹式呼吸。缩唇呼吸是吸气时嘴巴紧闭，用鼻子缓慢而有力地深吸气，呼气时嘴唇呈缩唇状，要感觉到嘴唇对呼出空气施加一些阻力，应注意呼气要慢，并尽量把气呼干净，延长呼气时间。腹式呼吸是身体保持放松，吸气时有意识地鼓起腹部，呼气时缩回腹部（将肚脐向后背方向收缩）。

重症或高龄患者在有氧运动时，初期可以从短时间开始，逐渐增加运动时间，一般至少要达到20分钟。体力较好、经常运动的患者可延长运动时间，但不应过长，以运动后不感觉疲劳为宜。抗阻运动建议在有氧运动后进行，可以分肌群、分组进行。每次运动时选择几个目标肌群进行抗阻运动，每个肌群可以从1组运动开始，逐渐增加运动组数。不同肌群的抗阻运动最好间隔进行，给肌肉充足的恢复时间，避免因过度训练导致肌肉拉伤。运动频率可根据自身感受调整，给予身体充足的休息时间。开始可以选择低频率，适应后逐渐增加，通常每周可进行 3～5 次运动。呼吸运动训练可以在各种姿势（如站、坐、卧）下进行，每次 10～20 分钟，每天训练至少 2 次。

3. 特别提示

慢阻肺是一种长期慢性疾病，除了运动外，还需要遵医嘱长期规范治疗。

4. 营养建议

（1）切记每日摄入充足能量，应避免引起过敏反应的食物。

（2）适量补充蛋白质，以优质蛋白质为主，如牛奶、鸡蛋等。

（3）脂肪需要量应高于健康人群，以植物油为宜，适当食用深海鱼油。

（4）应适当限制糖类（如主食），占总摄入量的 40%～50% 为宜。

（5）少食产气量大的食物，如萝卜、薯类、韭菜等。

（6）禁食刺激性食物，如辣椒、咖啡、浓茶等，过甜或过咸食物均不适宜。

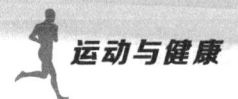

五、慢性肾脏病

慢性肾脏病（chronic kidney disease，CKD）是由各种原因引起的慢性肾结构和功能异常，其病因多样且复杂，治疗时应遵循个体化原则。慢性肾脏病早期，肾单位减少，健存肾单位处于高灌注、高压力状态，最终导致肾小球硬化、肾单位进一步减少，出现恶性循环。

过去人们认为慢性肾脏病患者虚弱、体力差，运动会使病情加重，应避免运动。随着研究的进展，运动领域学者逐渐发现运动对人体多种代谢功能的影响，对于慢性肾脏病患者，在临床治疗上也不再是单纯地减少运动。在运动时和运动后的一段时间内，由于体内血液重新分布，肾的血流压力降低，可在一定程度上减轻肾脏负担。同时运动还能带来其他益处，如调控血压、调节脂质代谢等，均有助于减轻肾脏负担、改善肾功能。

需要注意的是，进行大负荷、激烈运动可能会导致运动性蛋白尿和运动性血尿，这对于运动员或普通人群并不会造成太大影响，待身体适应运动强度或适当休息后就能恢复；然而对于慢性肾脏病患者却十分危险，运动性蛋白尿和运动性血尿会增加肾脏负担，甚至加重病情。因此在运动前要做好运动评估和方案规划，避免突然进行超过自身负荷的运动。

1. 运动评估

运动对慢性肾脏病患者有很多好处，但也有部分出现严重并发症的患者不适合运动，或者说是暂时不适合运动。因此运动前应全面评估，保证运动时的安全。慢性肾脏病患者的运动风险为高风险，在运动前应与专业医师沟通并进行详细的医学检查，了解疾病进展情况。对自身运动水平不了解或没有规律运动习惯的患者可以寻求专业医师的帮助，并在指导下完成运动水平评估。

2. 运动方案

对于经过评估后适合运动的慢性肾脏病患者，在制订运动方案时要结合自身病情、体力和运动习惯，如有需要也可寻求专业医师的帮助。其运动的主要目标是保护残存肾功能、改善心肺耐力、改善肌力。

慢性肾脏病患者运动后可能会加重肾脏负担，因此在运动时一定要控制好运动量，过量运动可能导致病情加重。若运动后无过多疲惫感，且第二天可以恢复体力，则说明运动量比较合适。

运动方式推荐有氧运动搭配抗阻运动。有氧运动的强度一般不要超过中强度，运动时要从低强度开始，习惯后逐渐尝试提高强度。对于体力较好，无严重并发症的患者可以增加抗阻运动，运动强度也不要超过中强度，同样先从低强度开始。运动的时间需根据个体情况调节，每次时间不宜过长。运动频率约每周3天即可，体力较好、年龄较轻者可以适当增加频率。运动过程中即使患者自觉状态很好，也不要突然增加运动量，应保持运动的规律，循序渐进。

慢性肾脏病患者多存在并发症或其他疾病，在运动中应做好防护，注意安全。如果出现胸闷、头晕、无力、肌肉关节疼痛等情况，应及时停止运动。

3. 特别提示

透析患者也可以运动，但要适当选择运动时机和运动方式。如血液透析患者可在透析间歇期运动，腹膜透析患者应避免游泳。慢性肾脏病患者一般在运动3～6个月后就能感到功能改善,但在停止运动后几周又会恢复至运动前的状态,因此建议培养良好的运动习惯,坚持规律运动。运动后患者应及时复查并与医生沟通,有需要可调整用药。

4. 营养建议

(1)每日保证摄入足够的热量。

(2)根据肾功能状态,摄入适量蛋白质,保证优质蛋白质占一半以上。

(3)限制钠盐摄入,每天 2～3 g 为宜。

(4)适量摄入维生素和矿物质,应慎重选择富含钾、磷的蔬菜和水果。

(5)慢性肾脏病患者更易发生低钙血症,应注意补钙。

六、肥胖和高脂血症

肥胖易导致多种疾病。肥胖患者多伴有血脂异常,表现为血浆三酰甘油(TG)、总胆固醇(TCH)和低密度脂蛋白(LDL)升高,高密度脂蛋白(HDL)降低等。LDL 对动脉壁内膜有侵蚀作用,易在动脉壁内沉积形成脂斑,即动脉粥样硬化斑块。还有部分患者虽然体形不胖，但也存在高脂血症，血脂异常是诱发动脉粥样硬化和冠心病的危险因素。对于肥胖和高脂血症患者，除了控制饮食和服用降脂药外，运动也必不可少。

肥胖的病因复杂，常由多种因素相互作用引起。但从根本上讲，是由于人体摄入的能量超过了消耗的能量，过多能量在体内转变为脂肪被大量储存。因此肥胖的治疗应从控制能量摄入和增加能量消耗的方面入手。一般来说，即便是轻微体力活动也能使机体多消耗10%～20%的能量，而当剧烈运动时，消耗的能量可达到静息状态下的几倍甚至几十倍。有研究发现，运动后人体的基础代谢率会在一段时间内保持较高水平，并逐渐衰减至正常水平，这说明运动后仍在持续消耗能量。除此之外，运动对减肥的影响还体现在激素和基因表达上，长期有氧运动可促进血浆 TG 水解、降低血浆 LDL 水平、升高血浆 HDL 水平，改善血脂异常。

1. 运动评估

肥胖和高脂血症患者进行运动前评估是为了更好地了解体力活动水平。对于不伴有其他疾病的患者，运动风险一般是低风险或中风险，不需要特殊的医学检查，评估运动水平后可以进行低强度至中强度运动。若患者已经出现严重并发症或伴有其他严重疾病，则运动风险为高风险，应在专业医师帮助下进行运动水平评估，必要时进行医学检查。

2. 运动方案

大多数肥胖和高脂血症患者的体力低于正常人群，心肺功能也相对较差，因此其运动的目标主要是减脂和改善心肺功能。运动方式一般推荐有氧运动与抗阻运动相结合。

对于体重较大、没有运动习惯的患者，建议初始阶段以有氧运动为主，逐渐增加抗阻运动的比例。在选择运动方式时，要选择自己喜欢并且能够坚持下去的运动，也可以多种运动交替进行。在减重早期推荐椭圆机、自行车、游泳以及无须负担体重的器械训练等，以防止长时间负重运动对下肢关节造成损伤。

低风险患者的运动强度推荐中强度到高强度。对于体重大、心肺功能差的肥胖和高脂血症患者，可先从低强度开始，适应后再逐渐提高运动强度。如果患者运动风险为中风险或高风险，在尝试高强度运动前一定要完善医学检查。对于有规律运动习惯的患者，可以尝试从中强度开始，但要注意运动过程中的安全。

如果选择中强度运动，脂肪供能效率相对较低，运动时间一般要达到 60 分钟以上，但应注意运动时间一般不要超过 2 小时。运动过程中可以不休息或休息 2～3 次，休息时间通常不要超过 5 分钟。如果是高强度有氧运动或抗阻运动，则运动 20 分钟以上就会有比较明显的减脂效果，建议每次运动 40～60 分钟为宜。运动频率要保证每周至少 3 次，如果身体状况允许也可以每天运动。患者可根据自身状况及运动习惯，在保证不过度疲劳的情况下调整运动频率。

3. 特别提示

对于肥胖和高脂血症患者，除运动外，饮食的控制及合理搭配也很重要，切记不可在运动后暴饮暴食。

4. 营养建议

（1）肥胖患者：①限制总能量摄入，但应注意循序渐进；②适当减少糖类摄入，宜选择全谷物等；③限制脂肪摄入，宜用植物油等；④蛋白质供给应充足，每日摄入量在每千克理想体重 1 g 以上，至少 50% 为优质蛋白质；⑤保证充足的维生素、矿物质和膳食纤维；⑥保证每日饮水量在 2000 ml 以上；⑦养成良好的饮食习惯，晚餐适量少食。

（2）高脂血症患者：①限制总能量，控制糖类摄入，如甜点、含糖饮料、蜂蜜等，降低并维持体重在标准范围内；②补充植物蛋白，如大豆蛋白；③适量摄取富含维生素、矿物质和膳食纤维的食物；④饮食宜清淡、少盐，每日食盐量 < 5 g 为宜；⑤可选择瘦肉、鱼、虾、新鲜蔬菜和水果等；⑥禁食鱼籽、蟹黄、沙丁鱼、动物内脏等。

七、痛风

痛风是由于嘌呤代谢障碍或尿酸排泄减少，使尿酸在血液中积聚，尿酸盐结晶沉积在关节和脏器引起的疾病。人体摄入过多嘌呤含量高的食物就会导致高尿酸，若不及时控制就会引起痛风。《2016 中国痛风诊疗指南》中明确推荐，调整生活方式有助于预防和治疗痛风，其中包括戒烟限酒、低嘌呤饮食、少喝果糖饮料，此外还特别指出要规律运动。

尿酸是人体嘌呤代谢的产物，约 60% 以上经肾代谢排出。除高嘌呤摄入外，肥胖人群由于胰岛素抵抗也会导致肾尿酸排泄减少；肥胖人群体内游离脂肪酸增加，会影响黄嘌呤氧化酶等的活性而使尿酸合成增加。适当运动可加快新陈代谢，有助于减肥，还能够改善肾功能、增强胰岛素敏感性，通过多种途径减少尿酸合成，促进尿酸排泄。但要注意运动方式应以有氧运动为主，因为机体在无氧运动时会产生大量乳酸，代谢时乳酸会与尿酸形成竞争关系，并阻碍尿酸排泄，短期内会使尿酸含量升高，很可能导致痛风症状加重。

1. 运动评估

对于大多数痛风患者，只要未处于急性期，且无关节畸形等严重并发症，就可以进行运动，可以参照前文进行简单的自我评估。

2. 运动方案

虽然运动对控制痛风发作有一定益处，但经常运动的人仍无法避免出现痛风。实际上，高尿酸血症在专业运动员中十分常见，即运动性高尿酸。研究发现，剧烈运动是痛风发作的诱因之一，爆发力运动训练也会引起一过性血尿酸升高。因此，制订合适的运动方案、进行适量运动十分必要。

对于痛风患者，运动的主要目标就是控制血尿酸，减少痛风的发作。处于痛风急性发作期或伴有其他严重疾病的患者宜卧床休息，运动应以对关节无负重或负重较小的活动为主。对于间歇缓解期患者，建议以有氧运动为主，应选择自己喜欢、方便进行的运动，如散步、慢跑、骑自行车、游泳、打太极拳、做瑜伽、做健身操等。

推荐运动强度为低强度到中强度，对于经常发作的痛风患者，运动时一定要注意运动强度，因为在长期患病的影响下，痛风患者的关节有可能出现变形等问题，如果进行高强度运动，可能会使关节再次损伤，引起剧烈疼痛，不利于病情的恢复。对于未出现痛风发作或偶尔发作的患者，可从低强度开始逐渐增加运动强度，但最好不要选择过高强度，并把握好运动的时间和频率。因为在长时间运动后身体可能出现缺氧，体内会产生大量乳酸堆积，进而影响尿酸代谢，诱发痛风发作。通常建议每次运动时间不超过60分钟，可根据自身情况每周选择3～5天进行运动。

运动可以先从低运动量开始，循序渐进、

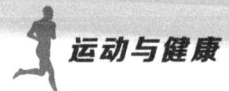

量力而行，如果出现疼痛不适，一定要及时停止或减少运动量。运动前、运动中和运动后都要少量多次补充水分，每日饮水量应在2000 ml以上。运动后可适当补充糖类、维生素和无机盐，避免喝果糖饮料。此外应定期到医院复查，以便根据自身状况及时调整运动方案。

3. 特别提示

运动虽有助于防治痛风，但同时也需要药物治疗和控制饮食。切记不可自行减少药量或停药，饮食应注意避免高嘌呤食物。

4. 营养建议

（1）坚持"四低一高"原则，即低热量、低嘌呤、低脂、低盐和高水分。

（2）合理摄入糖类，增加尿酸排泄。

（3）适量摄入蛋白质，应以植物蛋白为主。

（4）摄入充足的维生素，尤其是维生素B和维生素C。

（5）多食用碱性食物，如新鲜蔬菜和水果。

八、骨质疏松

骨质疏松是以骨量减少和骨组织微结构破

坏为特征，导致骨脆性增加和易于骨折的代谢性骨病，在很多老年人尤其是老年女性中十分常见。

骨骼的生长、发育和衰老是一个正常过程，骨量的变化就是骨骼在生理变化过程中的直观表现。随年龄的增长，骨量先逐渐升高，一般在 30～40 岁达到高峰并处于相对稳定期，之后出现骨量逐渐丢失。骨质疏松患者若仅靠药物治疗，只能缓解骨量丢失或较小范围地增加骨量。而运动不仅可以刺激骨量增加，还可以增强肌肉力量，提高平衡能力，降低跌倒风险及跌倒后的骨折发生率。

运动对骨量的影响主要包括机械负荷对骨的直接刺激作用以及肌肉收缩对骨骼的拉力、挤压力和剪切力的间接刺激作用。有研究证明，运动可以使锻炼者的骨量和骨强度增加，此外当户外运动时，日光照射可以促进体内维生素 D 的合成，更有助于钙等营养物质的吸收。

1. 运动评估

骨质疏松患者在运动前要进行运动风险和运动水平的评估。对于年龄较小、不伴有其他疾病、平时有一定活动量的患者，运动风险可

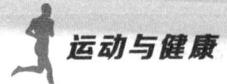

能为低风险或中高风险,应进行简单的运动水平自我评估。评估时需要重点关注心肺功能、力量水平、平衡能力、体力活动水平(详见第三章)。如果患者年龄较大、对自身状况不太了解、伴有较多基础疾病或严重并发症,其运动风险可能为高风险,运动前一定要到医院进行身体检查,在医师帮助下完成评估。

2. 运动方案

骨质疏松的高危人群属于运动低风险人群,可以进行中强度为主的负担体重的有氧运动,推荐保持每周3～5次、每次30～50分钟的锻炼,也推荐适当进行力量练习。对于骨质疏松患者,则属于运动中高风险人群,主要包括老年人,特别是绝经后女性,运动方案应以防止跌倒为主要目标。

经过评估后,对于基础疾病较重,甚至处于骨折后恢复期的患者,应在医师指导下进行力所能及的活动,如卧床时的踝泵运动、直腿抬高运动及简单的上肢抬举抓握,要尽量缩短卧床时间,鼓励尽早下床活动。

在运动时,有氧运动的强度一般推荐在中强度左右。对于年龄较小或骨质疏松程度较轻者，可以尝试中强度以上的运动。所有人在运动时都要从低强度开始，待适应后再逐渐增加，调整运动强度的过程中要以自身感受为主，量力而行。对于年龄较大或骨质疏松相对严重者，若达不到中强度，也可以选择低强度运动。运动时要集中注意力，避免走神，并做好自我保护，最好选择阳光充足时进行户外活动。运动时间没有严格限制，年轻或骨质疏松较轻者可适当延长运动时间；而对于年龄较大、活动能力下降、骨质疏松较重者，应缩短运动时间，以运动后身体微微出汗且第二天无疲劳感为宜。

对于没有运动习惯的人群，可能开始时无法达到每次最低的运动量。此时不可勉强，也不必灰心，可以在运动期间休息几次，一般休息时间不要超过 5 分钟。在选择运动方式时，建议选择自己喜欢、方便进行的运动，享受运动带来的快乐。运动初期可以从低强度、短时间、小频率开始，根据自身感受逐渐增加运动量。运动过程中应牢记安全至上，同时要到医院定期检查身体状况，以便调整锻炼方案。

3. 特别提示

骨质疏松症患者要重点关注防跌倒训练，

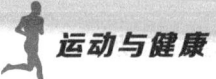

特别是老年人的稳定性训练,推荐太极拳、八段锦、马步站桩等传统功法练习。在运动过程中,应避免做突然屏气、大爆发的动作。此外,运动虽能延缓骨量流失,在一定程度上治疗骨质疏松,但仍需在专业医师指导下进行系统的抗骨质疏松治疗。

4. 营养建议

(1)饮食应含有充足的钙和适量的磷。

(2)应保证摄入充足的维生素,尤其是维生素D,建议食用深海鱼,并经常晒太阳。

(3)适量蛋白质摄入可促进钙的吸收和储存,以牛奶、鸡蛋中的钙为最佳。

(4)注意科学烹调,对于谷类要发酵去除植酸,富含草酸的蔬菜(如菠菜、苋菜、甜菜等)应焯水后食用。

特殊人群运动指导

一、老年人

人人都向往生活富足,老年能安享天伦之乐,而身体健康是实现这一目标的先决条件。俗话说"动则不衰,用则不退,生命在于运动"。英国《每日邮报》报道,70岁以上的老年人如果坚持每天走路或适度骑行锻炼,长寿的几率可增加1倍。后续的研究结果也从客观数据上证实了健身的重要性,尤其是对老年人,运动有助于延年益寿。

然而有部分人则认为寿命与心率呈负相关,他们往往以动物作为案例,如乌龟的心率在10次/分以下,其寿命很长,而猎豹的心率为120次/分,寿命却只有20年,于是提出静止才能使人长寿,但这种说法显然不科学。人类寿命与心率的关系呈U形曲线,心

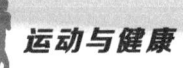
运动与健康

率长期超过80次/分或长期低于50次/分都会增加死亡率。寿命并不只受单一因素影响,还包括基因、环境卫生、生活习惯、科学与社会的进步程度等其他因素,此外也受到运动的影响。

坚持体育锻炼对人体健康尤为重要,而缺乏体育锻炼则会导致患病风险增加。体育锻炼的益处体现在延长健康状态的生命年限,这也是维持高质量生活的关键。运动可以增强人体心肺功能及身体素质,但前提是不要过度运动,不需要时刻保持运动赛场上的活跃程度。在适量的运动刺激下,身体更能够适应恶劣环境,相对于长期不锻炼人群,适当训练的人身体素质更好,生活质量更高。

老年人在心肺功能、骨骼肌力量、关节灵活性等方面存在一定程度的减退,这也是影响运动质量的因素,以下是针对老年人群的运动建议。

1. 散步

对于体弱的老年人,无法做剧烈运动,最简便易行的就是散步,可以通过甩甩手、抖抖腿,放松身心的同时也能达到运动目的。

2. 太极拳和八段锦

作为我国传统健身运动，太极拳和八段锦是非常适合老年人的锻炼项目，其不仅可以强身健体、延年益寿，而且对多种慢性疾病具有较好的防治效果，有助于延缓肌力衰退，保持和改善身体各个关节的灵活性。

3. 广场舞

广场舞适合身体灵巧、体力较好的老年人，其不仅能陶冶情操，使保持心情愉悦，还能有效锻炼全身各个部位，改善骨骼和肌肉的功能。

4. 慢跑

老年人在慢跑前最好由医生进行必要的身体评估，对于存在慢性疾病者，应在医生指导下锻炼，确保运动强度适量，注意循序渐进，量力而行。

5. 球类运动

球类可增强四肢、腰部及背部肌肉力量，提高机体耐受力，有效增强内脏功能，延缓衰老。适合老年人锻炼的球类运动有健身球、乒乓球、台球和高尔夫球等，可根据个人兴趣爱好加以选择。

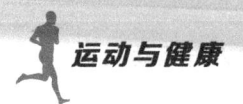

6. 游泳

游泳可以改善心血管系统功能，增强肺功能，有助于延缓衰老。特别是对于存在关节不适无法进行慢跑、球类等运动的老年人，水的浮力可以减少体重对下肢的压迫，减轻关节负荷。

二、孕妇

人们通常认为孕妇不应做较多运动，但现实中有些孕妇过于看重休息，将休息片面地理解为少动，特别是很多准妈妈一旦发现怀孕，就选择休假或辞职在家中静养。这其实是一种误解，过于静止的身体状态会使孕妇摄入的能量无法消耗，过多地在体内积蓄并导致肥胖，反而不利于孕妇及胎儿健康。

动与静是生活中的两大常态，只有把握适当，才能对健康起到积极作用。对于孕妇，科学的建议是怀孕后除了注意日常保健和营养外，还应重视合理、可行、力所能及的体力活动或体育锻炼。研究发现，在无禁忌证的情况下，妊娠期规律适度的运动锻炼对孕妇及胎儿健康具有诸多益处。运动可有助于孕妇适应妊娠期不良反应，减轻疲劳感和腰酸背痛，使孕妇心情愉悦、精力充沛,改善睡眠质量,防止孕妇和胎儿体重过大,减少便秘、痔疮的发生等。运动还能够锻炼盆底肌肉和会阴肌肉,提高孕妇自然分娩率,减少剖宫产和阴道助产等情况的发生,同时有利于产后恢复。此外,一些运动方式(如体操配合瑜伽呼吸训练)可调节孕妇产前的心理状态,促进自然分娩,并降低产后抑郁症的发生率。

因此,孕妇应保持科学合理的生活方式,可根据孕期自身实际状况、耐受能力以及周围的环境条件选择合适的运动类型。当然,在运动前应先征求医生意见并进行运动评估,在医生指导下合理安排运动频率、强度和时间。以下是针对孕妇的运动建议。

规律而温和的运动有助于孕妇保持孕期身材,保证良好的睡眠质量,并促进分娩;每天应进行30分钟左右的温和运动;可选择对关节负担小的运动,如游泳、孕妇瑜伽或水中健美操;应养成日常活动的习惯,如散步;运动时不要过度拉伸身体,如果感到任何疼痛或不舒适,应立即停止;运动前后应补充足量的水;避免可能导致受伤的运动,如骑马;平躺时应避免运动,特别是妊娠16周后,胎儿压迫血管可能导致孕妇头晕。

三、产后妇女

大多数产妇受到传统观念的影响，认为产后应卧床休息1个月，不进行任何运动。同时由于盲目进补，产妇还可能出现体重指数明显升高的情况。其结果不仅影响产妇体形，还会导致人体代谢率下降，心肺功能减弱，机体恢复能力降低，也会增加产后腰背痛、便秘的风险，并会引发糖尿病、高血压、脂肪肝、冠心病等多种并发症，对产妇身心健康造成严重影响，使产后生活质量大大降低。

产后是妇女身体恢复和调整的重要时期，对此应抓住三个重要阶段：①第一阶段为黄金期，即产后42天至6个月，此时产妇身体较脆弱，各项指标均处于相对失衡状态，需要特别注意休息、饮食和运动，帮助身体恢复孕前状态，产后42天应常规进行盆底功能检查，如出现盆底肌肉松弛、压力性尿失禁等盆底功能障碍，应及时采取康复治疗；②第二阶段为理想期，即产后6个月至1年半，此时产妇身体状态已经基本稳定，是功能恢复的最佳时期，应更加关注盆底肌、腹直肌和骨盆的恢复情况；③第三阶段为有效期，即产后1年半至3年，此阶段应进行综合调理，使身体功能达到最佳平衡，平稳过渡到正常生活。

为避免因产后恢复不良引起各种疾病，产妇应注意合理搭配饮食、均衡营养、保证规律作息，同时也要注意加强锻炼。产后坚持适量运动具有多方面益处：一是增强心肺功能和全身肌肉收缩能力，防止因活动减少而引起心肺功能降低和肌肉松弛无力；二是调节神经系统和消化系统功能，防止产后卧床引起的精神萎靡、食欲减退、大小便不畅；三是提高新陈代谢，消耗多余能量，防止因营养过剩而引起肥胖，有利于保持体形；四是促进子宫及腹壁的恢复。

无论是剖宫产还是顺产，产后2～3天都可以适当增加运动量，如深呼吸、提肛运动、下床走动，也可以进行简单的四肢伸展运动，但不建议在此时进行剧烈运动。若产后出现腰背部疼痛，产妇可有针对性地做一些腰腹部核心肌群和盆底肌功能锻炼，从而有效缓解疼痛，助力产后恢复。以下推荐几种在家能做的产后恢复运动。

1. 呼吸训练

屈膝仰卧,将一只手放置于背后,提肛夹臀,舌头顶住上颌,用鼻子慢慢吸气,将腹部隆起至最大,保持3秒,然后用嘴巴将气体全部呼出,保持腹肌收紧,6秒后再吸气。每次2组,每组20次呼吸。

2. 桥式运动

可分为双桥和单桥。屈膝仰卧,手自然放松,双脚翘起脚背,用足跟支撑,收紧臀部,抬起腰部,保持3秒后缓慢放下,此为双桥;单桥准备动作同上,以单腿作为支撑。每次2组,每组10个,每天2次。

3. 蚌壳运动

侧卧位,屈髋屈膝90°,以足跟为支点,将膝盖打开至最大后缓慢收回,上方手放于腰部,控制腰部以免向后倾。每次2组,每组10个,每天2次。

4. 猫式运动

双手及双膝呈跪位,小腿贴于地面,起始位保持头、背部、臀部在同一直线上,吸气时低头,拱背到最大角度,呼气时抬头、塌腰、翘臀至最大角度,直至动作有轻度牵扯感。每次2组,每组10个,每天2次。

5. 四点支撑抬手或抬脚

双手及双膝呈跪位,起始位保持头、背部、臀部在同一直线上,收下颌,吸气后保持背部不动,将一侧膝盖轻轻抬离床面,三点支撑后,膝盖向各方向活动,3秒后再回到起始位;抬手练习同上,三点支撑后抬起一侧手。双侧手脚可交替重复练习。

最后要强调的是,产后恢复不可急功近利,应注意以下两点。

第一,不建议使用束缚带。怀孕、分娩会导致身材发胖,很多女性在产后为尽快恢复,会使用束缚带。然而这会阻碍血液循环,腹部过度加压会压迫内脏器官和血管,影响血液运行;同时还可能因腹腔受压而影响肺部呼吸;腹部压力过大也会影响胃肠道蠕动,进而影响消化功能;当腹部受束缚后,在咳嗽、打喷嚏等腹压突然增加时可引起膀胱、子宫脱垂。

第二,产后减重不宜过早。有些产妇为达到减脂瘦身的目的,在产后短时间内就开始节

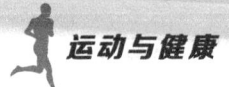

制饮食,并进行高强度剧烈运动。由于产后盆底肌松弛,剧烈运动可能引起子宫和膀胱脱垂。

四、青少年

青少年的健康关系到国家富强和民族昌盛,健康的体魄是中华民族旺盛生命力的体现。世界卫生组织发布的关于全球青少年运动趋势的研究报告指出,全球超过80%的青少年缺乏运动。早在2006年12月,教育部和国家体育总局针对我国青少年体能和运动素质下降、视力差、超重与肥胖比例上升等情况,指出青少年应当至少掌握两项日常锻炼的体育技能,并提出"每天锻炼一小时,健康工作五十年,幸福生活一辈子"。随着人们健康观念的转变,体育锻炼已成为生活、学习、工作的调节器,是保持身心、行为健康的有效手段。运动对青少年的健康尤为重要,不仅能够促进大脑活跃度,提升身体素质,还能培养独立决策、解决问题的能力,塑造自信、乐观的良好品格。下面就来谈谈如何科学运动以及如何使青少年养成良好的运动习惯。

在总体原则上,要把握好运动量与运动强

度，不建议运动到大汗淋漓，最佳运动状态是身体微微发热、少量出汗、整体疲劳感不强。

青少年阶段最重要的是建立神经与肌肉的联系，强化神经肌肉控制能力。从促进人体全面发展的角度，建议青少年有意识地选择运动项目，以能够锻炼不同肌肉为目的，进而不断提升整体素质。在全身神经和肌肉形成紧密联系后，青少年可以根据个人兴趣，选择其中的一个或几个项目，使运动技能得到进一步提升，同时养成良好的运动习惯。

青少年身体素质和运动技能的全面发展，需要先锻炼其灵活性、协调性、平衡性，然后再训练技术、速度、力量和耐力。其中灵活性、协调性、平衡性训练是基础，可通过跳格子、跳绳、变向跑、交叉跑和单脚跳等项目进行训练，也可通过软梯、人造攀岩等加强上下肢的联动。技术是指专项运动，如羽毛球、乒乓球、网球、足球、篮球、游泳等，这些都可以通过练习得到提升。对于速度、力量和耐力训练，则应循序渐进，给身体一个适应过程。

在青少年身体发展的不同期培养相应素质，往往能够达到事半功倍的效果。以下推荐几种适合青少年的体育运动项目。

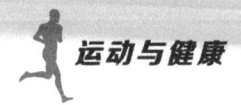

1. 羽毛球

羽毛球运动需要不断移动脚步、跳跃、转体和挥拍,可增强全身肌肉力量和心肺功能,加快全身血液循环,长期锻炼可使心肌收缩力增强、肺活量增大、提升耐力。此外,羽毛球还能促进青少年身高发育,击球动作需要上下肢以及手眼协调配合,不仅能够提高身体协调性和灵敏度,还能培养青少年自信、勇敢、果断等优良的心理素质。

2. 健美操

健美操因其健身、娱乐等实用价值受到越来越多的重视,吸引了众多青少年广泛参与。健美操的目的在于增进健康,娱乐身心,在增强体质、改善体态、提升气质的同时,可以根据时间、韵律自行编排动作,从而有助于提升记忆力、专注力,培养审美和创新能力。

3. 跳绳

跳绳运动具有很高的锻炼价值,可以培养青少年的跳跃能力,提高协调性和灵活性,增强心血管、呼吸系统功能,提升青少年的健康水平和技能状况。跳绳简便易行,能促进青少年身体均衡发展,锻炼身体柔韧性和协调能力,有利于改善青少年的记忆力,提高思维能力和想象力。

4. 乒乓球

乒乓球运动集健身性、竞技性、娱乐性于一体,具有很好的健身价值,且危险性较小,趣味性较强。乒乓球能够调动上下肢及腰背部肌肉,提升身体灵活性,同时可有效锻炼眼部睫状肌调节能力,对缓解眼部疲劳、保护视力、预防近视具有积极作用。此外乒乓球还能培养青少年克服困难、坚持到底、顽强拼搏的精神。

5. 游泳

游泳作为一项全身性运动,需要各器官协同配合。游泳时血液循环加快,能量消耗大,具有较好的减肥效果。此外,血流速度加快的同时可使心率加快,心肌收缩力增强。长期游泳不仅可以改善心肺功能,还能提高内分泌功能,使脑垂体功能增强,提高免疫力。游泳时水的浮力使人体在水中松弛舒展,使身体能够全面、匀称、协调发展。

6. 踢毽子

踢毽子以下肢肌肉的协调运动为主,同时能够充分锻炼腰肌、髋肌、臀肌,甚至胸肌、腹肌等,可增强肌肉力量,改善关节柔韧性。踢毽子时注意力高度集中,需要反应灵敏、动作迅速,这对于调节高级神经活动、缓解心理压力十分有益。

运动是提高青少年体质和健康水平的一项重要内容,同时也要特别注意可能出现的运动损伤。对于长期从事单一运动的青少年,虽然其运动强度相较专业运动员低,但由于技术动作不规范,也会出现如网球肘、跳跃膝、足球踝等各类伤病。对于青少年的急性运动损伤,除了训练方法不正确外,也与身体素质有关,如肌肉素质不高、反应力差、对危险的预见性差或训练没有根据身体状况合理安排等。因此,在预防运动损伤方面,青少年应注重提升身体素质,最好多尝试不同的运动项目,不要过早进行某种专项训练,先锻炼身体的灵活性、协调性、平衡性、力量与耐力等,从而加强自身防护能力。

主要参考资料

[1] 国家体委. 全民健身计划纲要 [J]. 体育学刊, 1995 (1): 5.

[2] 中国学生体质与健康研究组. 中国学生体质与健康研究 [M]. 北京: 人民教育出版社, 1987.

[3] 王鸿翔. 论运动对妊娠的影响 [J]. 广东科技, 2010, 19 (20): 25-26.

[4] 郑冬燕, 王玥, 曹敏. 孕妇体操配合瑜伽呼吸训练对产妇分娩方式及情绪状态的影响 [J]. 解放军护理杂志, 2009, 26 (24): 3.